Berta Bobath

Die Hemiplegie Erwachsener

Befundaufnahme, Beurteilung
und Behandlung

Übersetzt von Erika Staehle-Hiersemann

3., durchgesehene Auflage
111 Abbildungen in 241 Einzeldarstellungen

1983
Georg Thieme Verlag Stuttgart · New York

Titel der Originalausgabe:
Adult Hemiplegia: Evaluation and Treatment
© BERTA BOBATH 1970
Heinemann, London 1970

Autorin:
BERTA BOBATH, F. C. S. P.
The Western Cerebral Palsy Centre
London

Übersetzerin:
ERIKA STAEHLE-HIERSEMANN
Krankengymnastin
Stuttgart

Wichtiger Hinweis: Medizin als Wissenschaft ist ständig im Fluß. Forschung und klinische Erfahrung erweitern unsere Kenntnisse, insbesondere was Behandlung und medikamentöse Therapie anbelangt. Soweit in diesem Werk eine Dosierung oder eine Applikation erwähnt wird, darf der Leser zwar darauf vertrauen, daß Autoren, Herausgeber und Verlag größte Mühe darauf verwandt haben, daß diese Angabe genau dem Wissensstand bei Fertigstellung des Werkes entspricht. Dennoch ist jeder Benutzer aufgefordert, die Beipackzettel der verwendeten Präparate zu prüfen, um in eigener Verantwortung festzustellen, ob die dort gegebene Empfehlung für Dosierungen oder die Beachtung von Kontraindikationen gegenüber der Angabe in diesem Buch abweicht. Eine solche Prüfung ist besonders wichtig bei selten verwendeten Präparaten oder solchen, die neu auf den Markt gebracht worden sind.

CIP-Kurztitelaufnahme der Deutschen Bibliothek

Bobath, Berta:
Die Hemiplegie Erwachsener : Befundaufnahme,
Beurteilung und Behandlung / Berta Bobath.
Übers. von Erika Staehle-Hiersemann. – 3., durchges. Aufl. –
Stuttgart ; New York : Thieme, 1983.
    Einheitssacht.: Adult hemiplegia ⟨dt.⟩

1. Auflage 1973
2. Auflage 1980

ISBN 3-13-496803-7   1 2 3 4 5 6

Vorwort zur 2. Auflage

Seit dem ersten Erscheinen dieses Buches im Jahr 1970 habe ich sehr viel mehr über die Hemiplegie Erwachsener und ihre Behandlung gelernt, denn man sucht ja immer nach besseren und wirkungsvolleren Mitteln, um seinen Patienten zu helfen. Der Behandlungsgang wurde erweitert, sorgfältig ausgearbeitet und eine funktionellere Anwendung der Behandlung entwickelt. Darüber hinaus habe ich seit der Zeit nicht nur Patienten behandelt, sondern auch andere Therapeuten unterrichtet. Daher habe ich in diese Auflage nicht nur mein erweitertes Wissen eingebracht, sondern das Buch so geschrieben, wie ich die Materie lehre.

Das Kapitel über „Behandlungstechniken" wurde ganz neu gefaßt, und Kapitel über die Zusammenarbeit mit dem Pflegepersonal und den Beschäftigungstherapeuten wurden hinzugefügt. Der „Testbogen" wurde gekürzt: Der bisherige erwies sich, obwohl er für den Therapeuten als Behandlungsleitfaden nützlich war, als zu zeitraubend, um Behandlungsergebnisse festzustellen. Der neue Testbogen wird ein adäquates Testen gewährleisten, auch wenn er kürzer ist.

Obwohl die erste Auflage für viele Therapeuten eine Hilfe war, bin ich mir bewußt, daß darin die Behandlung zu sehr vereinfacht dargestellt wurde und damit der Bereich der Anwendung beschränkt war. Ich hoffe, daß die Therapeuten, die ihren Patienten maximale Hilfe angedeihen lassen wollen, die Gelegenheit begrüßen, durch diese neue Auflage noch tiefer in das Verständnis für die Behandlung einzudringen und dadurch ihre Aufgeschlossenheit für die Probleme und Nöte jedes einzelnen Patienten schärfen.

Meinem Mann danke ich für seine Hilfe bei der Einführung und für seine Unterstützung bei den theoretischen Grundlagen der Behandlung. Für die Durchsicht des Manuskripts danke ich Frau F. B. HALL, die viele Jahre meine Beraterin und Ratgeberin gewesen ist.

Mein Dank gilt auch Herrn Dr. W. M. ZINN, dem Direktor der medizinischen Abteilung in Bad Ragaz, Schweiz. Ihm ist zu verdanken, daß viele Ideen in der Beschäftigungstherapie bei Hemiplegien Gestalt annahmen. Auch hat er großzügig Bilder aus dieser Beschäftigungstherapie zur Verfügung gestellt.

London, im Sommer 1979   BERTA BOBATH

Vorwort zur 1. Auflage

Bei der Arbeit, die in diesem Buch beschrieben wird, handelt es sich um eine Behandlungsweise, die von einem neuen Gesichtspunkt ausgeht und für lange Zeit umstritten war. Sie hat sich allmählich aufgrund klinischer Beobachtungen der Haltungs- und Bewegungsformen der Patienten und ihrer Reaktionen auf ,,Bewegtwerden" entwickelt und verbessert.

Ich verdanke meinem Manne die theoretische Erklärung dessen, was ich empirisch gefunden habe. Dadurch wurde es möglich, die Behandlung systematisch aufzubauen und eine Lehre daraus zu entwickeln.

In den vergangenen Jahren hat sich das Problem der Hemiplegie vergrößert. Es ist nicht mehr hauptsächlich ein Altersproblem, sondern betrifft viele jüngere Menschen, ganz abgesehen von der wachsenden Anzahl der Hirnschädigungen durch Verkehrsunfälle.

Meine Erfahrung nach 28 Jahren Arbeit mit diesen Patienten hat mir gezeigt, daß eine rein funktionelle ,,Rehabilitation", die hauptsächlich auf der Kompensation mit der gesunden Seite beruht, nicht nur unzureichend ist, sondern auch das Potential der betroffenen Seite außer acht läßt und oft vernachlässigt.

Die Behandlung ist kein fertiges System, das aus diversen festgelegten Übungen und Mustern besteht. Wie bisher werden sich die Techniken durch das Lernen am Patienten mit seinen Reaktionen immer weiter verändern.

Ich hoffe, daß die deutsche Ausgabe meines Buches den Krankengymnasten hilft, bessere Resultate zu erreichen, sie auch zum Denken, zu weiterem Lernen und eigener Weiterentwicklung dieser Behandlungsweise anregt.

Ich möchte ERIKA STAEHLE-HIERSEMANN, einer meiner Schülerinnen, für die große Arbeit der Übersetzung danken.

London, Frühjahr 1972   BERTA BOBATH

Inhaltsverzeichnis

Einführung

Die Behandlung und Rehabilitation eines erwachsenen Patienten mit einer Hemiplegie ist in immer größerem Maße ein wichtiges medizinisches und soziales Problem geworden. DAVID THRUSH (1976) schätzt, daß es in England ungefähr 100000 schwerbehinderte Patienten dieser Art gibt, daß täglich 18000 Krankenhausbetten von Hirnverletzten belegt sind und etwa 55000 neue Patienten jährlich hinzukommen. Physiotherapeuten beschäftigen sich etwa während 10% ihrer Arbeitszeit mit Apoplektikern, Sprachtherapeuten sogar zu 80% ihrer Zeit. Hauptsächlich wird eine Hemiplegie durch eine Hirnblutung, Thrombose, Embolie, Tumoren und Traumen (z. B. durch Verkehrsunfälle) verursacht. Die Zunahme ist weitgehend auf das höhere Durchschnittsalter der Bevölkerung zurückzuführen, ferner auf den erhöhten Streß, durch den mehr und mehr junge Leute betroffen sind, und natürlich auch auf die vermehrte Unfallquote.

Das klinische Bild zeigt viele Variationen der Hemiplegie sowohl nach Grad und Verteilung der Bewegungsstörung als auch nach Art und Ausmaß der assoziierten sensorischen Störungen. Trotz der großen Vielfalt der Symptome finden wir bei den meisten Patienten bestimmte sensorische und motorische Störungen gleichen Typs. Sowohl eine spontane Wiederherstellung als auch die Behandlungsergebnisse hängen weitgehend vom Grad der Spastizität ab und wie schnell sich diese entwickelt. Außerdem ist die Wiederherstellung vom Ausmaß der begleitenden sensorischen Störungen abhängig.

Das Spezifische der Behinderung

Eine *leichte* Spastizität findet man fast bei jedem Patienten mit einer Hemiplegie; sie stellt das Hauptproblem beim Umgang mit dem Patienten dar. Eine *starke* Spastizität macht die Bewegung unmöglich. Eine *mäßige* Spastizität läßt einige langsame Bewegungen zu, die jedoch mit viel zuviel Mühe ausgeführt werden und daher zu abnormer Koordination führen. Die leichte Spastizität läßt zwar große Bewegungen mit ziemlich normaler Koordination zu, aber die selektive Bewegung eines Extremitätenabschnitts ist unmöglich oder wird ungeschickt ausgeführt. Dies zeigt die enge Relation zwischen Spastizität und

Bewegung und zeigt uns, daß die Spastizität wohl für das motorische Defizit des Patienten verantwortlich ist.

Auch die Schlaffheit bringt Probleme, besonders in den ersten Wochen nach dem Schlaganfall. Bei manchen Fällen bleibt diese Schlaffheit nur wenige Tage, bei anderen wochenlang bestehen. Bei wenigen Fällen bleibt der Zustand dauernd erhalten. Das betrifft dann gewöhnlich nur den Arm, doch findet man eine Spastizität auch im Handgelenk und in den Fingern. Nur sehr selten bleibt das Bein schlaff; dies ist höchstens beim sehr alten und verwirrten Patienten, der permanent ans Bett gefesselt ist, zu finden.

Der Kliniker betrachtet die Spastizität als ein lokales muskuläres Phänomen und testet sie, indem er den Grad des Widerstandes prüft, den ein Muskel einer passiven Dehnung entgegensetzt. Dabei werden die Charakteristika der Spastizität gesehen als „übertriebene Streckantwort", „Klappmesser-Phänomen" und „verlängernde und verkürzende Reaktionen". Diese Ansicht wurde durch die Entdeckung der doppelten Innervation (Alpha- und Gammasystem) eines Muskels erhärtet.

Man führt neuerdings die Spastizität auf die Enthemmung des Gammasystems (selten des Alphasystems) von höherer hemmender Kontrolle zurück. Diese Ansicht über die Spastizität als ein lokales muskuläres Phänomen bietet die Behandlungsgrundlage. Sie zielt darauf ab, übertriebene „Streckantworten" durch Schienen oder Bandagen zu vermeiden, ebenso den Einsatz von Sehnentransplantaten und anderen chirurgische Techniken. Eine Verminderung der Spastizität wurde durch intrathekale (lumbal oder innerhalb einer Scheide) Spritzen mit Phenollösungen erreicht (KELLY u. GAUTIER-SMITH 1959). Injektionen mit verdünntem Alkohol oder Phenol (Karbolsäure) in die motorischen Nervenpunkte eines spastischen Muskels fördert auch seine Entspannung, jedoch ohne dauerhaften Erfolg (GAUTIER-SMITH 1976). Auch durch Medikamente kann eine Verminderung der Spastizität erreicht werden.

Wenn man einen Spastiker beobachtet, so fällt auf, daß sich die Spastizität in bestimmten Mustern abnormer Koordination zeigt und daß sie nicht auf einzelne isolierte Muskeln beschränkt ist. Die Haltung und die Bewegungen des Patienten sind stereotyp und typisch; er ist mehr oder weniger in einigen abnormen spastischen Mustern fixiert, die er nicht ändern kann oder aber nur durch exzessive Anstrengungen. Deshalb vermeidet er Bewegungen, die eine dauernd wechselnde Haltungskontrolle und Haltungsanpassung erfordern. An Haltung losgelöst von der Bewegung zu denken, ist höchst irreal, denn Haltung ist tatsächlich in stetem Fluß und sollte nur als „zeitweilig gestoppte Bewegung" angesehen werden (K. BOBATH).

Haltungstonus und Koordination

Abnormer Tonus und Koordination haben ihre Ursache in der Freisetzung abnormer Haltungsreflexe. Die normale Haltungsreflexaktivität bildet den nötigen Hintergrund für normale Bewegungen und die Geschicklichkeit. *Der normale Haltungsreflexmechanismus* besteht aus einer großen Anzahl und Vielfalt automatischer Bewegungen, die sich parallel mit der Reife des kindlichen Gehirns entwickeln (SCHALTENBRAND 1928, WEISS 1938). Für die Untersuchung und die Behandlung unterscheiden wir drei große Gruppen automatischer Haltungsreaktionen:

1. Die Stellreflexe

Die Stellreflexe sind automatische Reaktionen, die dazu dienen, die normale Stellung des Kopfes im Raum (Gesicht senkrecht, Mund horizontal) zu erhalten und wiederherzustellen und die Ausrichtung von Rumpf und Gliedmaßen zu gewährleisten. Sie entwickeln sich im Säuglingsalter und sind schon mit fünf Monaten gut ausgebildet. Die Bewegungsmuster dieser Stellreflexe sind die unserer ersten Tätigkeiten, wie z. B. das Umdrehen aus Rückenlage in die Bauchlage und wieder zurück, das Heben des Kopfes aus Rücken- und Bauchlage, in den Vierfüßlerstand gehen, Aufsetzen und Aufstehen. Die Rotation um die eigene Körperachse spielt dabei eine wichtige Rolle. Diese Reaktionen entwickeln sich beim wachsenden Kind, ändern sich nach und nach und werden in komplexere Aktivitäten integriert, wie es z. B. Gleichgewichtsreaktionen und willkürliche Bewegungen sind. Sie sind zur Bildung eines motorischen Musters für den Erwachsenen wesentlich. Ein Leben lang sind sie nötig, um vom Boden aufzustehen, um aus dem Bett zu steigen, um aufzusitzen und um sich hinzuknien.

2. Die Gleichgewichtsreaktionen

Die Gleichgewichtsreaktionen sind automatische Reaktionen, die dazu dienen, bei all unseren Tätigkeiten die Balance zu halten oder wiederherzustellen, besonders wenn wir zu fallen drohen. Ihre Entwicklung überschneidet sich nach und nach mit der Entwicklung der Stellreflexe. Jede Verlagerung des Körperschwerpunkts verlangt ständige Haltungsanpassungen bei jeder Bewegung, und selbst der kleinsten Änderung muß durch Tonusänderung der Körpermuskulatur entgegengearbeitet werden. Diese Anpassung der Haltung ist manchmal kaum dem Auge sichtbar, kann jedoch durch Palpation oder im Elektromyograph bemerkt werden. Wird der Schwerpunkt beträchtlich verändert (z. B. wenn eine Fallgefahr besteht), so sind die Gleichgewichtsreaktionen Gegenbewegungen verschiedenen Ausmaßes, um die Balance wiederherzustellen. Alle Gleichgewichtsreaktionen, Tonusänderungen und Bewegungen müssen gut koordiniert, schnell, adäquat im Ausmaß und zeitlich gut abgestimmt sein (WEISS 1938, ZADOR 1938, RADEMAKER 1935).

Gleichgewichtsreaktionen kann man entweder testen, indem man den Körper gegen einen Fixpunkt, z. B. den Fußboden, bewegt oder mit Hilfe eines beweglichen Brettes oder Kippbrettes. Wir brauchen diese Gleichgewichtsreaktionen bei jeder Form der Vorwärtsbewegung. Mit der Zeit werden sie so gut, daß wir uns normalerweise nur mit dem Rumpf und den unteren Extremitäten im Gleichgewicht halten können und die Arme für andere Manipulationen frei haben. Die Gleichgewichtsreaktionen umfassen die Muster der Stellreaktionen, z. B. Kopfkontrolle und die Rotation von Rumpf und Becken. Sie bilden den ersten Schutz gegen Verletzungen.

Eine andere wichtige automatische Reaktion, die der Entwicklung der Gleichgewichtsreaktionen nahe verwandt ist, ist die „Schutzstreckung der Arme", auch „Parachute-Reaktion" genannt (Schaltenbrands Sprungbereitschaft, 1928). Diese Reaktion dient als zweite „Verteidigungslinie", wenn sich die Gleichgewichtsreaktionen als ungenügend erweisen und die Arme und Hände zum Schutz des Kopfes und des Gesichts vor Verletzungen eingesetzt werden, wenn man fällt. Beim hemiplegischen Patient verhindert die Spastizität das Auslösen beider Arten automatischer Reaktionen auf der betroffenen Seite. Deshalb nimmt der Patient auch ungern beim Sitzen, Stehen und Gehen sein Gewicht auf diese Seite.

3. Die automatische Adaptation der Muskeln bei Haltungsänderungen

Diese automatischen Reaktionen kann man im Rumpf und in den Gliedmaßen beobachten. Sie überschneiden sich z. T. mit den Gleichgewichtsreaktionen. Beim gesunden Mensch kontrolliert dieser Haltungsreflexmechanismus das Gewicht der Gliedmaße bei Bewegungen mit der Schwere. Dieser Vorgang kann „Haltungsausgleich gegen die Schwere" genannt werden. BEEVOR (1904) machte folgende wichtige Beobachtungen: „Bei jeder langsamen Bewegung mit der Schwere ohne Widerstand sind die Muskeln entspannt, die mit der Schwere arbeiten. Ihre Antagonisten dagegen kontrahieren sich und unterstützen den Körperabschnitt. Geht die Bewegung weiter, so entspannen sich letztere nach und nach ganz." Er gibt folgende Beispiele: „Wenn der Körper vornüber fällt, tritt automatisch und offensichtlich ohne Willensanstrengung eine Kontraktion der Rückenstrecker ein. Dies sieht man, wenn man bei einer Rumpfbeuge den Körper mit einer Hand unterstützt. Nimmt man die unterstützende Hand weg, so fällt der Körper nach vorn, und sofort spannt sich der M. erector spinae an. Die Kontraktion ist eine instinktive Schutzreaktion, die automatisch abläuft. Sie findet immer statt, es sei denn, es wird eine willentliche Anstrengung gemacht, um die Kontraktion zu verhindern, wenn sie ausgeschaltet werden kann.

Bei einer Rumpfseitbeuge, bei der Widerstand überwunden werden muß, spürt man, daß der M. rectus abdominis und M. erector spinae der gleichen Seite sich zusammen mit dem M. obliquus externus und M. latissimus dorsi kontrahieren, eventuell erfolgt noch eine Kontraktion des M. quadratus lumborum. Bei der Neigung des Rumpfes mit der Schwere zu einer Seite – sagen wir der rechten –, bei der kein Widerstand zu überwinden ist, beginnen die Muskeln der rechten Seite die Bewegung. Sobald aber der Schwerpunkt des Rumpfes über die Mittellinie hinaus verschoben wird, entspannen sich die Muskeln der rechten Seite, und die Muskeln der anderen (linken) Seite, die Antagonisten, kontrahieren sich, genauso wie sich die Rückenstrecker bei einer Rumpfbeuge kontrahieren."

Diese Arbeiten von BEEVOR wurden durch elektromyographische Beobachtungen von CLEMESSEN (1951) bestätigt.

Wenn der Untersuchende bei einer gesunden Person eine Extremität gegen die Schwere hebt und sie irgendwo im Verlauf der Bewegung unerwartet losläßt, dann fällt sie nicht herunter, sondern wird aktiv und automatisch kontrolliert, z. B. wird die Hand einen Augenblick in dieser Stellung gehalten. Ein Gesunder entspannt nicht, wenn man ihn bewegt, es sei denn mit voller Unterstützung. Die Entspannung ist eine willentlich gelernte Fähigkeit. Die Extremität kann „plaziert" werden. Sie fühlt sich für den Tester leicht an, folgt der Bewegung aktiv und wird durch das ganze Bewegungsausmaß durch die adäquate Kontraktion der Antischweremuskeln kontrolliert. Diese automatische Adaptation der Muskeln bei Haltungsänderungen ist Teil und Bestand des normalen Haltungsreflexmechanismus. Sie erlaubt eine weiche und gut kontrollierte Bewegung gegen die Schwerkraft (Abb. 1).

Der beschriebene normale Haltungsreflexmechanismus liefert drei fundamentale Voraussetzungen für willentliche und funktionelle Aktivitäten:

a) *Den normalen Haltungstonus mäßiger Intensität.* Der Ausdruck „Haltungstonus", hier eher verwandt als „Muskeltonus", wird gebraucht, um der Tatsache Nachdruck zu verleihen, daß zur Stabilisierung der Haltung das ZNS Muskeln sofort in Mustern aktiviert, die große Muskelgruppen einschließen. Der Haltungstonus muß hoch genug sein, um der Schwere zu widerstehen, sollte aber tief genug sein, um Bewegung zuzulassen.

b) *Die normale reziproke Wechselwirkung der Muskeln* für
– proximale synergistische Fixation, um selektive Beweglichkeit in distaleren Segmenten zuzulassen,
– automatische Adaptation der Muskeln auf Haltungsänderungen während der Bewegung,
– ineinanderübergehende Kontrolle der Agonisten und Antagonisten,

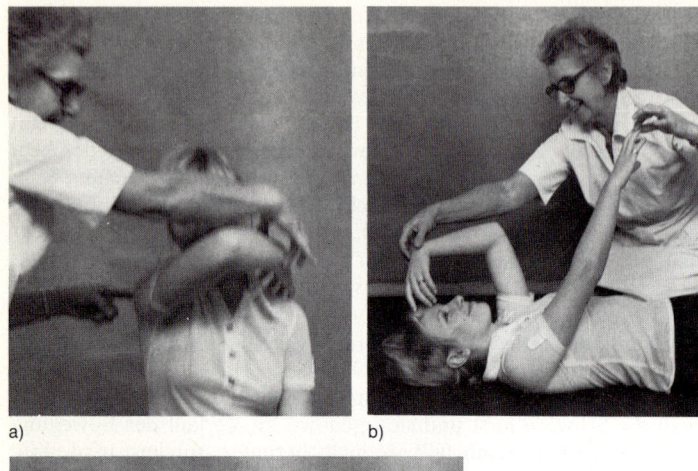

a)   b)

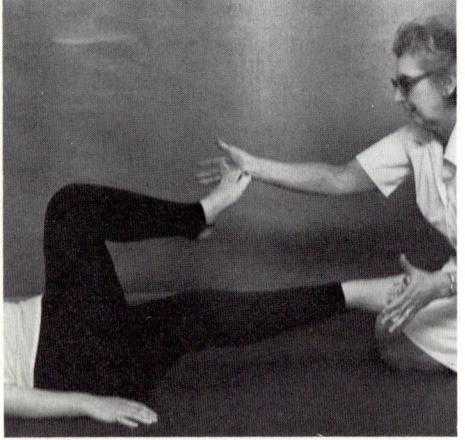

                                                    c)

Abb. 1 a–c   a) Automatische Adaptation der Muskeln bei Haltungsänderungen (Beschreibung im Text). b) Ein Gesunder kontrolliert und c) folgt aktiv einer Bewegung

ergänzt mit der Kontrolle der Synergisten für die zeitliche Abstim-
mung und die Richtung der Bewegung.

c) *Die automatischen Bewegungsmuster* der Stellreflexe und Gleichgewichtsreaktionen und andere Schutzbewegungen, die den Hintergrund
für willkürliche funktionelle Aktivitäten bilden.

Die Wirkung einer Läsion im oberen motorischen Neuron kann als eine
Störung des normalen Haltungsreflexmechanismus angesehen werden.
Der Eingriff in die normale motorische Fähigkeit wird durch eine patho-

logische Abweichung von diesen drei normalen fundamentalen Voraussetzungen gekennzeichnet. Anstelle eines normalen Haltungstonus finden wir die Spastizität; statt einer normalen reziproken Innervation haben wir eine übermäßige Kokontraktion, und anstelle der normalen Koordination bei Stellreflex, Gleichgewichts- und anderen schützenden Reaktionen, wie z. B. die Schutzstreckung der Arme beim Fallen, finden wir wenige statische und stereotype Haltungsmuster. Wir haben es mit dem Auslösen abnormer Haltungsreflexmuster (eventuell entwicklungsgeschichtlich älteren) zu tun, die dem Patienten übertriebene statische Haltungsmuster bescheren, die wiederum die Aktion höher eingegliederter statokinetischer Stellreaktionen und Gleichgewichtsreaktionen verhindern.

Deshalb genügt es nicht, wenn man beim Durchtesten eines Patienten mit einer Läsion im oberen motorischen Neuron die Spastizität nur als ein lokales muskuläres Phänomen ansieht. Man muß die Art der Störung mit einrechnen, die die normale Koordination behindert. So kann z. B. die reziproke Innervation oder abnorme Haltungs- und Bewegungsmuster die normale Haltungskontrolle und das selbständige Bewegungsvermögen stören.

Reziproke Innervation

Die Wichtigkeit der reziproken Innervation für eine normale motorische Aktivität wurde von SHERRINGTON (1913) hervorgehoben. Er studierte das Wechselspiel antagonistischer Muskelgruppen an Wirbeltieren beim Abwehrreflex und zeigte, daß ein adäquater Reiz die Erregung der Flexorengruppe im gestreckten Bein mit gleichzeitiger Hemmung der antagonistischen Muskelgruppen hervorruft. Er konstatierte, daß diese Hemmung ein aktives und zentrales Phänomen, ausgelöst durch das Zentralnervensystem ist, und nannte es „reziproke Hemmung". Er konstatierte auch, daß diese „reziproke Hemmung" bei einem Wirbeltier ein Artefakt ist, der kaum unter normalen Umständen auftritt. Beim intakten Organismus wird die spinale Hemmung durch höhere zentrale nervöse Einflüsse modifiziert und läßt somit die „reziproke Innervation" zu. Dies ist eine angemessene Antwort auf die Vielzahl von Stimuli, die im Zentralnervensystem unter normalen Lebensbedingungen eintreffen. Agonisten, Antagonisten und Synergisten sind so fein aufeinander eingespielt, daß sie das nötige Zusammenspiel der Muskelgruppen bieten, um Fixation mit Mobilität zu verbinden und optimale mechanische Bedingungen für die Muskelkraft zu schaffen. Unter normalen Umständen sind alle erforderlichen Grade reziproken Zusammenspiels in den verschiedensten Körperteilen und Extremitäten vorhanden, die zur Haltungsfixation, zur Bewegungseinstellung und für die Erhaltung des Gleichgewichts nötig sind.

Bei einigen traumatischen Hemiplegien vergrößert die motorische Ataxie durch die Kleinhirnbeteiligung noch die Schwierigkeit der Koordination beim hemiplegischen Patienten. Dabei finden wir eine Abweichung der reziproken Innervation zur kompletten reziproken Hemmung hin. Die Bewegungen des Patienten werden unkontrolliert, übertrieben im Ausmaß und ohne Abstufungen in den Zwischenpositionen. Willensmäßige Versuche, mit diesem Problem fertigzuwerden, ergeben einen Intensionstremor oder die Unfähigkeit der Bewegungsbegrenzung.

Diese beschriebenen Aspekte gestörter reziproker Innervation sind dafür verantwortlich, daß ein Patient in einigen wenigen abnormen Mustern fixiert ist und für seine Schwierigkeit, Bewegung zu koordinieren. Der Grad der Fixation in stereotypen Haltungsmustern hängt von der Schwere der Spastizität im einzelnen Fall ab und ist das Ergebnis der Auslösung abnormer Haltungsreflexe, die sich gegenseitig beeinflussen.

Abnorme Haltungsreflextätigkeit

Die Hauptfaktoren einer abnormen Haltungsreflextätigkeit, die die Bewegung stören, sind beim hemiplegischen Patienten folgende:

1. Assoziierte Reaktionen

,,Assoziierte Reaktionen" sollten von ,,assoziierten Bewegungen", die man bei kleinen Kindern und bei Erwachsenen sehen kann, wenn sie neue und schwierige Aufgaben lernen, differenziert werden. Letztere sind identische Bewegungen beider Extremitäten, wobei eine Gliedmaße die Aktivität der anderen auf der gegenüberliegenden Seite des Körpers verstärken will (FOG u. FOG 1963). ,,Assoziierte Bewegungen" sind normal und gut koordiniert. ,,Assoziierte Reaktionen" dagegen wurden von WALSHE (1923) als tonische Reflexe definiert, d. h. ausgelöste Haltungsreaktionen in Muskeln, die der willentlichen Kontrolle entzogen sind. Er sagt: ,,In keinem der untersuchten schlaffen Fälle konnte man irgendeine Spur assoziierter Reaktionen im Arm oder im Bein feststellen. Bei den spastischen Fällen bestand eine mehr oder weniger gut entwickelte Reaktion auf kraftvolle willentliche Aktivität in der normalen Gliedmaße... Deshalb können wir behaupten, daß ein gewisser Grad an Hypertonie bei einer Hemiplegie eine grundlegende Vorbereitung für die Entwicklung von assoziierten Reaktionen ist... Allgemein gesprochen ist die assoziierte Reaktion um so länger anhaltend, je stärker die vorhandene Spastizität ist... Die kraftvolle tonische Kontraktion von Muskeln ist die effektivste Art willentlicher muskulärer Anstrengung zur Hervorrufung assoziierter Reaktionen... Der adäquate Reiz ist propriozeptiv und von einiger Dauer. Die Antwort hat eine relativ lange latente Phase, ist gewöhnlich langsam in ihrer Entwicklung und dauert oder überdauert den Reiz... Demnach zeigen die assoziierten Reaktionen in bezug auf Stimulus, Latenz, Art und Dauer alle Charakteristika eines tonischen Haltungsreflexes. Man kam zu dem Schluß, sie eher als Haltungsreaktionen zu betrachten, d. h. als Variationen in Muskeltonus und Haltung, und nicht als Bewegungen im strikten physiologischen Sinn."

Beim hemiplegischen Patienten rufen die assoziierten Reaktionen eine weitverteilte Erhöhung der Spastizität in der betroffenen Seite hervor; dies verstärkt wiederum die hemiplegische Attitude. Ist die Spastizität gering oder mäßig, so tritt eine Erhöhung des Tonus in der Extremität auf und gibt den Eindruck einer „Bewegung", obwohl es nur eine Tonusänderung ist. Bei Patienten mit starker Spastizität und Kokontraktion ruft die assoziierte Reaktion, d. h. die Erhöhung der Spastizität, eventuell keinen Bewegungsausschlag der Extremität hervor, sondern ist nur durch Palpation aufzuspüren.

Man kann die assoziierten Reaktionen testen, indem man den Patienten mit der gesunden Hand einen Gegenstand zusammendrücken läßt. Dann kann man eine Erhöhung der Spastik in der spastischen Extremität sehen. Assoziierte Reaktionen können aber auch ihre Ursache in anderen Schwierigkeiten des Patienten haben, z. B. bei mangelndem Gleichgewicht, in der Angst zu fallen, wenn die Patienten fremde Leute treffen und, wie bei Patienten mit Dysphasie oder gestörter Lautbildung, in den Sprachschwierigkeiten. Diese assoziierten Reaktionen wirken sich nicht nur von der gesunden auf die kranke Seite aus, sondern treten auch im spastischen Arm auf, wenn der Patient sein betroffenes Bein hebt oder wenn er versucht, seinen betroffenen Arm oder das Bein zu benutzen. Dies zeigt uns, daß sich der Patient bei der Behandlung nicht übermäßig anstrengen sollte und daß sein Gleichgewicht verbessert werden muß, um die Angst vor dem Fallen auszuschalten. Es ist absolut wesentlich, den Patienten immer als Ganzes zu betrachten und zu behandeln, sonst kann es passieren, daß man sich ganz auf das Gangbild des Patienten konzentriert und mittlerweile die Chancen der Verbesserung von Arm und Hand geringer wurden. Während man ausschließlich an den Aktivitäten des Armes und der Hand gearbeitet hat, hat sich vielleicht die Spastizität des Beines erhöht. Oder aber, es hat sich die Spastizität in Arm und Bein erhöht, während man sich ganz auf die Verbesserung der Sprache konzentrierte.

2. Die asymmetrischen tonischen Nackenreflexe

Die asymmetrischen tonischen Nackenreflexe sind wie die assoziierten Reaktionen enthemmte tonische Reflexe, die ihrer höheren kortikalen Kontrolle beraubt sind. Beim Spastiker beeinflussen sie den Tonus und die Haltung der Extremitäten, und zwar mehr die der oberen als der unteren Extremitäten. Auf die Drehung des Kopfes zu einer Seite erhöht sich der Strecktonus der gesichtsseitigen Gliedmaßen und vermindert sich in den hinterkopfseitigen Gliedern mit relativer Zunahme des Beugetonus in den letzteren. Die Stärke der Reaktion schwankt im Einzelfall. Beim schwer betroffenen Spastiker können wir bei der Kopfdrehung zur betroffenen Seite eine sofortige Reaktion mit starrer Streckung der gesichtsseitigen Extremitäten beobachten. Wird der Kopf zur gesunden Seite hin gedreht, beugt sich die gesichtsseitige Extremität. Bei einem minder stark geschädigten Fall kann die Reaktion einige Sekunden verzögert (Latenzzeit tonischer Reflexe) auftreten, also langsam und weniger betont einsetzen. Walshe (1923) fand heraus, daß die Reaktion stärker ausgeprägt ist, wenn der Patient seinen Kopf selbst aktiv dreht, und noch ausgeprägter, wenn die Rotation kräftig gegen Widerstand erfolgte. In vielen Fällen, und zwar gewöhnlich bei solchen mit leichter Spastizität, kann die Reaktion kaum beobachtet werden. Obgleich Tonusveränderungen auftreten können, sind sie nicht deutlich genug, um sich in einer sichtbaren Bewegung niederzuschlagen. Eine Prüfung des Widerstandes gegen passive Beugung oder Streckung der Extremitäten wird aber diese Tonusveränderungen aufzeigen. Wenn der Arm vorher im Beugespasmus gehalten wurde, wird er bei Rotation des Kopfes als Gesichtsarm einen verminderten Widerstand gegenüber der Streckung zeigen. Der „Hinterhauptarm" wird einen verstärkten Widerstand gegen passive Streckung zeigen.

Die beiden tonischen Reflexe – assoziierte Reaktionen und tonische Nackenreflexe – wirken wechselseitig. Die Beugespastizität des betroffenen Armes wird stärker, wenn der Kopf von der betroffenen Seite weggedreht wird und der Patient mit der gesunden Hand einen Gegenstand drücken soll (Abb. 2a). Aber der Arm streckt sich eventuell, wenn der Kopf zur hemiplegischen Seite gedreht wird, während der Patient einen Gegenstand mit der gesunden Hand drückt (Abb. 2b).

3. Die positive Stützreaktion

Die positive Stützreaktion ist die statische Modifikation des Extensorenstoßes, eines von Sherrington (1947) beschriebenen Spinalreflexes. Er besteht aus einer kurzen Streckerreaktion, die durch einen plötzlichen Druck auf den Fußballen ausgelöst wird und die gesamte Streckmuskulatur der Extremität mit Entspannung ihrer Antagonisten beteiligt.

Der auslösende Reiz für die positive Stützreaktion wirkt zweifach:
a) ein körpereigener (propriozeptiver) Reiz, hervorgerufen durch Dehnung der tiefen Fußmuskeln, und
b) ein von außen kommender Reiz (exterozeptiver), hervorgerufen durch den Kontakt der Fußballen mit dem Boden.

Die positive Stützreaktion ist charakterisiert durch eine gleichzeitige Kontraktion der Beuger und Strecker. Der funktionelle Einsatz der An-

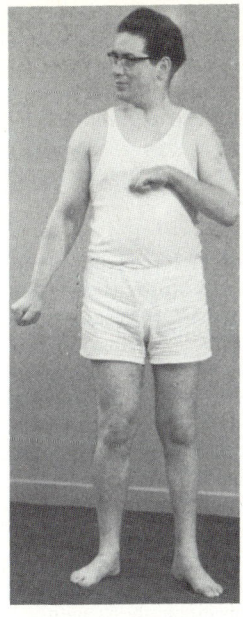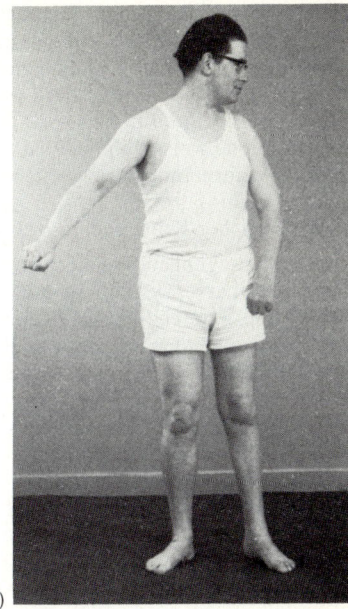

a)   b)

Abb. 2 a u. b   a) Die Wechselwirkung des asymmetrischen tonischen Nackenreflexes und assoziierter Reaktionen. Beachte: Gesicht nach rechts gedreht: Beugung des hemiplegischen Armes im Ellbogen. b) Kopf nach links gedreht (zum hemiplegischen Arm). Streckung des Ellbogens

tagonisten in diesem Ablauf unterscheidet sich vollkommen von demjenigen bei gewöhnlichen Bewegungen. Die Antagonisten entspannen sich nicht; sie kontrahieren sich und arbeiten so synchron. Das Ergebnis ist eine Fixierung der Gelenke (Kokontraktion).

Die normale positive Stützreaktion läßt eine mäßige Kokontraktion mit der nötigen Mobilität zu. Sie reicht für die Balance aus, für die Bewegung des Körpers nach vorn über das Standbein. Sie erlaubt die Mobilität von Hüfte und Knie, um das Bein für den nächsten Schritt zu heben und um Treppen auf und ab zu gehen. Beim spastischen Patienten dagegen ist die positive Stützreaktion frei von höherer Kontrolle und wird mit der Extensorenspastizität des Beines zu einer überschießenden spastischen Reaktion.

Sensorische Störungen

Assoziierte sensorische Störungen und Wahrnehmungsstörungen vermehren beträchtlich die Schwierigkeiten des Patienten. Sie sind ein ernstes Handikap für eine wirkungsvolle Behandlung und beeinträchtigen nachteilig die Chancen der Wiederherstellung. Bei normalen Bewegungen besteht ein enges Verhältnis zwischen den motorischen und sensorischen Zentren im ZNS. Die Fähigkeit, eine normale Bewegung einzuleiten und auszuführen, wird stark von den sensorischen und perzeptiven Störungen beeinflußt. REINHOLD (1951) hat betont, daß „willkürliche Bewegung teilweise abhängig ist von:

a) dem Wahrnehmungsvermögen von Oberflächen- und Tiefensensibilität und

b) motorischer Kraft und Koordination."

Unsere Bewegungen sind die Antwort auf sensorische Reize, die auf unser Zentralnervensystem von außen durch Exterozeptoren (besonders der distalen), durch Sehvermögen und Hören einwirken. Diese sensorischen Reize werden auf verschiedenen Ebenen im ZNS integriert und bewirken eine koordinierte motorische Antwort entsprechend den Anforderungen der Umgebung. Die so eingeleiteten Bewegungen sind in ihrem Verlauf durch ein ständiges „Feedback" von den Propriozeptoren, Muskeln und Gelenken bedingt. Durch Studien über ihre elektrische Reizbarkeit denken wir gewöhnlich bei der Hirnrinde in anatomisch begrenzten Gebieten sensorisch-motorischer Funktion. Im normal funktionierenden Organismus arbeitet die Hirnrinde jedoch als Ganzes. Wir sollten daher an die sensorisch-motorische Hirnrinde als eine funktionelle Einheit denken. WALSHE (1948) drückte dies so aus: „Es scheint daher, daß wir das Pyramidalsystem als einen übertragenden gemeinsamen Weg ansehen können, durch den das sensorische System bei gewollten Bewegungen die Aktivität des nervösen motorischen Mechanismus einleitet und fortlaufend lenkt. Diese sensorische Ergänzung ist eine Bedingung willkürlicher Bewegung, und wenn wir nicht beide in Assoziation sehen, so können wir nicht hoffen, den Sinn beider zu sehen."

TWITCHEL (1954) betonte auch die Wichtigkeit der Unversehrtheit des sensorischen Systems für die Bewegung. Er fand das Defizit bei komplett reseziertem Extremitätennerv weitaus ernster als das Defizit bei Entfernung der motorischen Zone.

Die häufigsten sensorischen und perzeptiven Störungen sind diejenigen, die mit dem Sehvermögen, dem Hören, dem Muskelsinn und der Berührung zusammenhängen.

Beim Sehvermögen des Hemiplegikers ist die homonyme Hemianopsie (Halbblindheit) eine bekannte Komplikation, die manchmal nur zeitweilig oder aber dauernd auftritt. Sie kann begleitet sein von einer Hemianästhesie oder einem „Unbewußtsein" der ganzen hemiplegischen Seite, d. h., der Patient sieht Gegenstände nicht auf der betroffenen Seite oder ignoriert sie einfach. Der Patient zeigt ganz allgemein kein Interesse für seine Bewegungsunfähigkeit oder für die Unbeholfenheit seiner ganzen hemiplegischen Seite. Eine Hemianästhesie kann im Einzelfall von einem totalen Verlust der Perzeption der ganzen betroffenen Seite – sogar dem Verneinen seiner Existenz – bis zur Verzerrung des Haltungsbildes einzelner Teile der betroffenen Seite reichen.

Hörstörungen führen oft zu einem Verständnismangel, wenn man den Patienten anspricht. Typisch ist die ungleiche und sich ständig ändernde Störung, die sich je nach der „Wachsamkeit" des Patienten ändert.

Gewöhnlich zeigt eine rechtsseitige Hemiplegie bei einer rechtshändigen Person eine schwere Spastizität unter Mitleidenschaft der Sprache. Eine linksseitige Hemiplegie charakterisiert oft eine mäßige Spastizität, ja sogar Schlaffheit, dafür mit beträchtlichen sensorischen und perzeptiven Störungen.

BRAIN (1956) erklärte die Schädigung des Muskelsinnes, des Berührungssinnes und anderer Wahrnehmungen folgendermaßen: „Die Einschätzung der Haltung und der passiven Bewegung ist oft ernsthaft gestört, gleichzeitig das Verständnis leichter Berührung, deren genaue Lokalisierung und das räumliche Unterscheidungsvermögen. Oft leidet die Einschätzung von Größe, Gestalt, Form, Rauheit und Dichte. Das qualitative Element bei Schmerz, Hitze und Kälte wird noch erkannt, aber bei Wärmereizen der mittleren Skala kann der Patient oft schwer sagen, welcher wärmer ist."

Thalamische oder perithalamische Läsionen haben oft den Verlust der Lageeinschätzung einer Extremität im Raum und ihre Relation zum übrigen Körper zur Folge. Das kann die Einschätzung einer Stellung betreffen, die Bewegung selbst oder beides.

Kortikale Läsionen rufen Veränderungen hervor, die oft insidiös (schleichend, heimtückisch) und fluktuierend sind. Sie variieren mit dem allgemeinen Bewußtseinszustand des Patienten. Sie zeigen Symptome kortikaler Unaufmerksamkeit und Auslöschung eines Reflexes. Wenn identische Teile der Arme oder Beine gleichzeitig berührt werden, wird die Berührung nur auf der nichtbetroffenen Seite aufgenommen, obwohl diese Berührung wahrgenommen wird, wenn sie nur auf der betroffenen Seite ausgeführt wird.

Bei älteren Menschen wird die Behinderung oft noch durch Senilität, Alterssklerose und vorübergehende Verwirrung verschlimmert.

Diese assoziierten sensorischen Handikaps können sich in der frühen akuten Phase, während der ersten Wochen oder Monate, mit oder ohne Behandlung bessern. Für den Patienten mit einer älteren Hemiplegie haben sie jedoch großen Einfluß sowohl auf die Prognose als auch auf die Wirkung der Behandlung.

Folgerungen der beschriebenen Beobachtungen in bezug auf die Behandlung

Die Prinzipien und Techniken der später beschriebenen Behandlung beruhen auf der Ansicht, daß Spastizität verursacht wird durch das Auslösen eines abnormen Haltungsreflexmechanismus, der eine übertriebene statische Funktion auf Kosten der dynamischen Haltungskontrolle ergibt. Es wird hier versucht, die zunächst empirisch entwickelte Behandlung zu beschreiben. Der Versuch sollte aber nur als eine Arbeitshypothese betrachtet werden, um beobachtete Tatsachen zu erklären.

Ziel der Behandlung ist es, den Patienten die Kontrolle über die spastischen Muster – durch Hemmung der abnormen Reflexmuster – zu vermitteln. Diese Hemmung wird mit speziellen Techniken der Handhabung des Patienten kombiniert. Damit sollen die Bewegungsmuster höher integrierter Stellreflexe und Gleichgewichtsreaktionen „gebahnt" werden, d. h., es sollen die statisch-kinetischen Bewegungsmuster des normalen Haltungsreflexmechanismus, die eine normale funktionelle Aktivität bewirken, erleichtert werden.

Mit verschiedenen Anwendungen auf das Sensorium, d. h. mit spezifischen Reizen wie Eis, Bürsten, Vibrationen oder Entspannung zu arbeiten, wie es einige andere Autoren empfehlen, halten wir nicht für die Antwort auf die Probleme. Nicht immer ist das sensorische Defizit verantwortlich für die motorischen Probleme des Patienten. Bei vielen hemiplegischen Patienten entdeckt auch die genaueste klinische Untersuchung keine Anzeichen für eine sensorische oder perzeptive Schädigung. Der Patient kann hören und sehen, er kann Berührung lokalisieren, sein Muskelsinn ist normal und er nimmt Bewegungen und Haltungsveränderungen wahr. Aber trotz dieses normalen sensorischen „Inputs" kann der Patient lediglich mit abnormen Haltungen und Bewegungen reagieren. Der Grund liegt darin, daß die Läsion die höher integrierte Aktivität „abschneidet" und eine Art Kurzschluß zu den ausgelösten abnormen Mustern der Spastizität bewirkt. Man sollte daher versuchen, den motorischen „Output" zu ändern, indem man ihn *normaleren Tonus und Bewegung* fühlen läßt und ihm beibringt, diese beiden ohne Hilfe unter Kontrolle zu bringen. Man muß dem Patienten helfen, nach und nach Kontrolle über seine abnorme Haltungsaktivität zu gewinnen. Er soll lernen, den „Kurzschluß" zu den abnormen Mustern zu umgehen, und damit mehr normalen Mustern zum Durchbruch verhelfen.

Die Erfahrung hat uns gelehrt, daß in jedem Patienten ungenutztes Potential für eine höhere Aktivität versteckt ist. Die Frage ist, wie man dieses Potential erreichen und, wenn man es erreicht, welche rationale Erklärung man dafür geben kann.

Die „shunting"-Regel von Magnus und ihre Anwendung bei der Behandlung

Die „shunting"-Regel von MAGNUS (1924, 1926) erklärt bis zu einem gewissen Grad die Art, wie die später beschriebene Behandlung dabei arbeitet.

SHERRINGTON hatte bei seinen Experimenten mit einem Frosch herausgefunden, daß ein und derselbe Reiz in demselben rezeptiven Areal eines bestimmten Reflexes genau gegenteilige Resultate hervorrufen konnte. Kneift man z. B. in die Zehen des gestreckten Beines eines Frosches, erhält man eine totale Beugebewegung des Beines mit Abduktion. Die Flexoren des Beines kontrahieren sich, wogegen sich die Antagonisten, die Extensoren, durch zentrale reziproke Hemmung entspannen. War das Bein jedoch anfangs gebeugt, so ergab das Kneifen der Zehen, d. h. derselbe Reiz in derselben Reizzone, das gegenteilige Ergebnis, nämlich Extension mit Adduktion des Beines. Er nannte dieses Phänomen „Umkehrreflex". MAGNUS, der von SHERRINGTONS Arbeit unterrichtet war, machte ähnliche Beobachtungen mit dem „Umkehrreflex". Er untersuchte z. B. eine Katze, die auf der Seite auf einem Tisch lag und deren Schwanz über den Tischrand herunterhing. Beim Kneifen der Ferse eines Beines ging der Schwanz nach oben. Die Katze wurde auf die andere Seite gelegt, wieder mit dem Schwanz nach unten und wieder in dieselbe Ferse gekniffen. Wiederum ergab sich die Aufwärtsbewegung des Schwanzes. Bei der Suche nach einer möglichen Erklärung für diese gegensätzliche Reaktion fand er die Antwort bei VAN UEXKUELL (1905). Dieser hatte bei niederen Primitivorganismen wie den Seesternen ähnliche Reflexantworten studiert. VAN UEXKUELL konstatierte, daß bei primitiven Reflexen das Ergebnis der Stimulation mit einiger Genauigkeit vorhergesagt werden könne. Der Stimulus zieht gedehnte Muskelgruppen vor, während die kontrahierten und aktiv verkürzten Muskelgruppen in einem Zustand zentraler Hemmung sind.

Auf diesen Experimenten basierend, formulierte MAGNUS seine *„shunting"-Regel,* die viel weiter ging und die man auf die motorische Antwort höher entwickelter Organismen anwenden kann. Er erklärte, daß zu jedem Moment während einer Bewegung oder einer Haltungsänderung vom ZNS getreu der Status der Körpermuskulatur widergespiegelt wird. Anders ausgedrückt heißt dies, daß der sich ändernde Zustand der Körpermuskulatur während einer Bewegung dauernd in die Verteilung von Erregungs- und Hemmungsvorgängen im ZNS hineinprojiziert wird. Die Körpermuskulatur, d. h. das propriozeptive System, bestimmt also die motorische Ausgabe, also die Antworten, die vom ZNS ausströmen.

Wenn man die Wirkung der „shunting rule" gelten läßt, dann hat man hier ein Mittel in der Hand, den motorischen Output von der Peripherie, d. h. von der sensorischen Seite, her zu beeinflussen und zu verändern.

Indem wir die relative Stellung von Körperteilen und Extremitäten beim Bewegen des hemiplegischen Patienten ändern, können wir die Haltungsmuster ändern und hoffen, so den Reizausfluß in die bestehenden „Weichen", d. h. an den synaptischen Ketten der spastischen Muster zu stoppen. Wir wollen sie gleichzeitig in die Kanäle höher integrierter und komplexeren Muster normaler Koordination umleiten. Wir reduzieren die Spastizität, indem wir ihren Mustern entgegenarbeiten. Wie die bestehenden Muster aufgebrochen und in verschiedenen Kombinationen neu zusammengefügt werden, wird genau im Kapitel „Behandlungstechniken" beschrieben.

Status der Bewegungsmuster zur ersten Beurteilung, Behandlungsplan und Fortschritt

Heute liegen der Behandlung von Hemiplegikern verschiedene Konzeptionen zugrunde. Jeder sieht und interpretiert die Schwierigkeiten bei ein und demselben Patienten verschieden. Da ist z. B. die Vorstellung der „Rehabilitation", die von der Bewertung der funktionellen Fähigkeiten ausgeht. Daneben gibt es den Aspekt, dem das „Bewegungsausmaß" einzelner Gelenke zugrunde liegt. Manche haben als Grundkonzeption die Einschätzung der „Muskelkraft". Schließlich gibt es noch die Konzeption, die auf der Einschätzung von „Bewegungsmustern" basiert; damit beschäftigt sich dieses Buch hauptsächlich.

Beurteilung und Behandlung sollten in naher Beziehung stehen. Eine grundlegende Notwendigkeit ist ein sorgfältiger Test der Probleme eines jeden einzelnen Patienten, wenn optimale Ergebnisse durch die Behandlung erzielt werden sollen. Beides sollte nicht unabhängig voneinander betrachtet werden. Die Behandlung sollte auf der Grundlage häufiger und sorgfältiger Einschätzungen geplant und weitergeführt werden. Die Behandlungsmethode des Therapeuten, seine Ziele der Behandlung und die Wahl der Techniken sollten dadurch bestimmt sein, wie er die Probleme des Patienten sieht, einstuft und auswertet. Viele Testpläne von heute haben jedoch keine Beziehung zu den Methoden und Behandlungszielen. Wertvolle Hilfe für den Behandlungsplan und für entsprechende Information in bezug auf Behandlungsergebnisse geht verloren.

Ehe wir den Begriff der Beurteilung der motorischen Muster genauer betrachten, wollen wir zunächst kurz die anderen erwähnten Konzeptionen ansehen.

„Rehabilitation" (Konzeption und Beurteilung)

Bei dieser Konzeption befaßt man sich mit der Einstufung der funktionellen Fähigkeiten des Patienten, z. B. Selbsthilfe und tägliche Lebensfunktionen. So wichtig dies ist, so ist es doch eher eine quantitative als eine qualitative Einschätzung. Sie gibt keine Auskunft über die Qualität oder die Verbesserung der Funktion der betroffenen Seite, sondern gibt nur allgemein an, was der Patient im ganzen kann, mit oder ohne Gebrauch der kranken Gliedmaßen. Ebenso gibt die Einschätzung der funktionellen Tätigkeit selbst keinen Hinweis, *wie* sie ausgeführt wird; wieviel wird dabei von der betroffenen Seite getan? Werden Ausweich- oder abnorme Bewegungen gemacht? Oder in welchem Ausmaß kompensiert die gesunde Seite die kranke? Diese Beurteilung schätzt eher eine Fähigkeit ein – wie normal sie auch sein mag –, als daß sie die Qualität der Funktion bestimmt. Sie kann keine angemessene Anleitung zu einem Behandlungsplan sein, der auf Verbesserung der funktionellen Muster und zur Einschätzung der erreichten Besserung der kranken Seite hinzielt.

„Bewegungsausmaß" einzelner Gelenke (Konzeption und Beurteilung)

Die Beurteilung des Bewegungsausmaßes einzelner Gelenke beruht auf dem Gedanken, daß passive Bewegungen eines jeden Gelenkes während seines gesamten Ausmaßes verläßlich Auskunft geben über:

1. die Einschränkung des Bewegungsausmaßes durch Hemmung aufgrund leichter Weichteilveränderungen,

2. die Fähigkeit des Patienten, das passiv ausgeführte Bewegungsausmaß aktiv zu bewältigen, falls seine Muskeln kräftig genug für die Bewegung sind.

Dieser Test wird gewöhnlich in Verbindung mit dem funktionellen Test ausgeführt, steht aber in keiner Verbindung zu ihm. Er zieht die Auswirkung der Spastizität auf das Bewegungsausmaß nicht in Betracht. Wo keine Spastizität ist, da ist das Bewegungsausmaß beim Hemiplegiker unvermindert, außer in einigen Fällen bei älteren Patienten mit lang bestehenden Hemiplegien, bei denen Gelenkveränderungen aufgetreten sind. Das Ausmaß und die Verteilung der Spastik sind unbeständige Faktoren. Bewegungsausmaß wie Einschränkung des Bewegungsausmaßes sind bei Spastikern unbeständig und veränderlich. KELLY u. GAUTIER-SMITH (1959) schreiben: „Bis jetzt wurden keine objektiven Maßnahmen zur Messung von Spastizität gefunden, und die klinischen Beobachtungen bleiben die beste Methode. Messungen des Bewegungsausmaßes sind ungenau; elektromyographische Aufzeichnungen zeigen tägliche Unterschiede. Der Grad der Spastik ändert sich häufig von Tag zu Tag." Darüber hinaus gibt der Test über das Bewegungsausmaß einzelner Gelenke keinen Aufschluß über ihren funktionellen Gebrauch. Gelenke können bei passiver Bewegung im einzelnen voll beweglich sein, aber in Mustern, gleichzeitig mit anderen Gelenken getestet, Einschränkungen aufweisen. Es kann z. B. die Handstreckung in vollem Ausmaß möglich sein, wenn der Patient nicht gleichzeitig Finger und Ellbogen streckt. Jedoch kann sie eingeschränkt sein, wenn man bei einem Muster totaler Streckung die Finger und Ellbogen testet. Genauso kann die Supination voll möglich sein bei horizontaler Abduktion des Armes, jedoch nicht, wenn er in der Schulter nach vorn gehoben ist. Die Dorsalflexion im Sprunggelenk kann bei gebeugtem Knie voll vorhanden sein, doch nicht bei gestrecktem Bein. Bei Patienten mit mäßiger Spastik kann die Dorsalflexion im Sprunggelenk sogar bei gestrecktem Knie erreicht werden, wenn das Bein dabei in Außenrotation und Abduktion ist, jedoch nicht bei innenrotiertem und adduziertem Bein.

„Muskelkraft" (Konzeption und Beurteilung)

Die Prüfung der Muskelkraft einzelner Muskelgruppen beruht darauf, daß entweder Schwäche oder Lähmung einzelner Muskeln der bestimmende Faktor für die Unfähigkeit oder Mühe des Patienten ist, bestimmte Bewegungen auszuführen. Man beabsichtigt, schwache Muskelgruppen durch Behandlung zu kräftigen, ohne den Grund ihrer Schwäche herauszufinden, gleichgültig, ob die Schwäche nur scheinbar oder real ist.

Der Muskeltest einzelner Muskeln, wie er bei Poliomyelitis oder anderen Muskelerkrankungen ausgeführt wird, ist für Hemiplegiker aus folgenden Gründen unzureichend:

1. Die Muskelschwäche braucht nicht tatsächlich zu sein, sondern relativ zu dem Widerstand der spastischen Antagonisten. Wenn die Spastizität herabgesetzt wird, so können diese „schwachen" Muskeln normale Kraft aufweisen. Beim Besprechen der Ergebnisse von Phenolinjektionen innerhalb der Nervenscheide bei der Behandlung von Reflexspasmen und Spastizität erklären KELLY u. GAUTIER-SMITH (1959): „Viele Patienten werden eher durch die Erhöhung im Tonus als durch Muskelschwäche behindert, und bei einigen wurde durch Tonusreduzierung eine überraschende willkürliche Kraft freigesetzt."

Reziproke Innervation ist bei Spastikern nicht dasselbe wie bei Patienten mit einem normalen 1. motorischen Neuron. Die Kontraktion eines Muskels oder einer Muskelgruppe ergibt keine normale reziproke Entspannung ihrer Antagonisten. Darüber hinaus ergibt sich eine Mitkontraktion der Antagonisten. Diese wird durch den übermäßigen Dehnreflex verstärkt, der die gedehnten Antagonisten mit abnormer und andauernder Stärke innerviert.

2. Ein Muskel, der zu schwach erscheint, um sich genügend zu kontrahieren, wenn er als Agonist getestet wird, kann sich kräftig kontrahieren, wenn er in einem Muster (GARDINER 1963) oder als Bestandteil eines abnormen tonischen Reflexes arbeitet (BRUNNSTROM 1956, 1970).

3. Muskelschwäche kann von sensorischem Ausfall herrühren; er kann entweder taktiler oder propriozeptiver Art sein, oder diese beiden Fak-

toren können beteiligt sein. Mit entsprechender, kräftiger sensorischer Reizung können angeblich schwache Muskeln dazu gebracht werden, sich wirkungsvoll zu kontrahieren.

4. Die Stärke der Kontraktion bestimmter Muskelgruppen hängt von der synergistischen Fixation an anderen Stellen ab, z. B. von angemessenen Mustern der Haltungskoordination. Diese Fixation fehlt bei Hemiplegikern; ihre Muskeln können nur in abnormen Massenbewegungen arbeiten.

Muskelschwäche bei einer Hemiplegie und die Notwendigkeit von kräftigenden Übungen wird von uns als zweitrangiges Problem angesehen. Für wichtiger halten wir die Tatsache der abnormen Muskelkoordination bei der Haltungskontrolle und der Bewegung. Eine Inaktivitätsatrophie kann sich sehr schnell bei traumatischen oder einigen orthopädischen Fällen bilden, besonders nach langer Ruhigstellung im Gips und in Schienen. Bei den Fällen mit Spastizität, wo die periphere Nervenzufuhr intakt und die Zirkulation zu den Muskeln nicht gestört ist, ist sie selten. Eine Inaktivitätsatrophie entwickelt sich hier spät, wenn überhaupt. Wir haben Patienten mit sehr alten Hemiplegien und mit starker Spastizität gesehen, die kräftige, gut entwickelte Muskeln hatten und dennoch nicht in der Lage waren, sie für eine Bewegung zu gebrauchen.

Einschätzung von „Bewegungsmustern"

Die Idee, die dem Test der „motorischen Muster" zugrunde liegt, befaßt sich mit einem qualitativen Test. Sie sieht die Einschränkung der Gelenke und die Muskelschwäche als Sekundärphänomen an.

Der Status der Bewegungsmuster des Patienten, der jetzt beschrieben wird, soll eine qualitative Einschätzung der motorischen Funktion der betroffenen Seite erzielen. Die abnorme Koordination ist die Hauptschwierigkeit des Hemiplegikers, und daher ist die Wertung seiner Koordination von größter Wichtigkeit und das Hauptthema dieser Arbeit. Die Probleme der Koordination, denen wir beim Hemiplegiker gegenüberstehen, sind denen ähnlich, die man bei Patienten mit Läsionen des 1. motorischen Neurons findet. Viele der später beschriebenen Tests kann man auch bei diesen Fällen anwenden.

Einschränkung im Bewegungsausmaß und Muskelschwäche sind, wie bereits erwähnt, als sekundäre Merkmale und Symptome der abnormen Koordination bei Haltung und Bewegung des Patienten anzusehen. Beim Spastiker ergibt sich diese anomale Zusammensetzung der Muskeltätigkeit aus der abnormen Reflextätigkeit durch die Haltung. Die typischen Haltungsmuster werden durch die Wechselwirkung verschiedener enthemmter tonischer Reflexe ausgelöst (BOBATH 1965). Beim Hemiplegiker mit Tonusverlust fehlt die Haltungsreflextätigkeit (normal oder nicht) oder wird unterdrückt. In vielen Fällen findet man eine Mischung aus Spastik und Schlaffheit als enthemmte tonische Reflextätigkeit, gleichzeitig Spastizität im Bein und Mangel an Haltungstonus sowie Mangel an normalen Haltungsreaktionen im schlaffen Arm.

Normale Reflextätigkeit bezüglich der Haltung besteht aus einer großen Zahl statisch-kinetischer Reaktionen, die sich gegenseitig beeinflussen und unterstützen. Sie verbinden automatische Bewegungen, um Haltungswechsel auszugleichen – wie Stell- und Gleichgewichtsreaktionen mit Muskelarbeit gegen die Schwerkraft – und die Fixation proximaler Körperteile und Gliedmaßen für distal ausgeführte Bewegungen. Die ausgewogene Wechselwirkung statisch-kinetischer Haltungsreaktionen macht Belastung mit Funktion möglich. Haltungskontrolle ist dynamisch und beinhaltet eine große Vielfalt wohlkoordinierter Bewegungsmuster und Tonusänderungen. Normale Haltungsreaktionen verlangen einen normalen Tonus. Wiederum ist ein normaler Haltungstonus das Ergebnis normaler Haltungsreaktionen; indem man diese normalen Haltungsreaktionen bei der Behandlung erreicht, kann die Spastik herabgesetzt, bei schlaffen Fällen der Tonus heraufgesetzt werden (BOBATH 1966, 1969).

Die Unfähigkeit des Hemiplegikers, willkürliche Bewegungen auch nur anomal auszuführen, entsteht durch ein Defizit an normalen Haltungsmustern. Willkürliche Bewegungen sind nicht ganz spontan, sondern beruhen auf rein automatischer Haltungskontrolle. CRITCHLEY (1954) schreibt: „... jede gemeinsame Muskeltätigkeit wird, wenn auch nicht auf bewußter Ebene, reguliert, um eine Bewegungsharmonie zu bilden, deren Agonisten die Melodie angeben. So wird eine synergistische Einheit erreicht. Dabei führen nur die Agonisten den vorsätzlichen, willentlichen und bewußten Teil aus, die anderen Komponenten der Bewegung finden auf verschiedenen Ebenen von Unbewußtheit statt." Die automatischen Bewegungen der Haltungsanpassung begleiten die willkürlichen Bewegungen wie Schatten. Die sich dauernd ändernde Haltung geht willkürlichen Bewegungen voraus und erleichtert so ihre Ausführung.

Einschätzung des Haltungstonus und der motorischen Muster

Die medizinische Untersuchung des Arztes gibt dem Therapeuten alle nötigen Informationen über den klinischen Status des Patienten. Aber das ist für die Aufstellung des Behandlungsplanes nicht ausreichend. Zusätzlich muß der Therapeut seinen eigenen Erstbefund erheben. Er muß nicht nur herausfinden, was der Patient kann (einschließlich der Qualität seiner Bewegungen, d. h. wie er sich bewegt), sondern auch, was der Patient nicht kann. Man muß herausfinden, wieviel er mit der gesunden Seite kompensiert; ob er wirklich soviel Kompensation braucht und wie er sie einsetzt. Könnte er erlernen, weniger oder auf geschicktere Art zu kompensieren? Mit anderen Worten, es ist ratsam und nötig herauszufinden, ob der Patient irgendein vernachlässigtes Potential in den betroffenen Gliedmaßen hat, das man erreichen und ausbauen kann. Ist eine gewünschte Funktion abnorm oder schwer auszuführen – oft ist beides der Fall –, dann muß man herausfinden, was sie stört und was sie schwierig oder unmöglich macht. Gewöhnlich ist eine enthemmte tonische Reflexaktivität mit Spastizität und abnormer reziproker Innervation die Ursache. Aber auch der Verlust der Erinnerung an frühere Bewegungsmuster und das sensorische Defizit sind ein Problem. Diese Probleme sind nahe verwandt, und wenn man eine Einschätzung und den Behandlungsplan macht, muß man sich dies vor Augen halten. Der erste anfängliche Test gibt uns eine gute Basis, mit der wir die späteren Stadien des Patienten vergleichen können. Aber die Einschätzung macht hier nicht halt: Sie ist ein wesentlicher Teil jeder Behandlung, denn Einschätzung und Behandlung sollten Hand in Hand gehen und niemals als getrennte Gebilde betrachtet werden. Die Ausführung durch den Patienten muß ständig während der Behandlung geschätzt werden, um seine potentiellen Fähigkeiten zu berechnen und um die Behandlung, mit diesem Ziel vor Augen, zu planen. Eine dauernde Neueinschätzung sollte einen systematischen Behandlungsplan möglich machen, der den Schwierigkeiten und Bedürfnissen des Patienten angepaßt ist.

Ein Test der Haltungs- und Bewegungsmuster des Patienten gibt über seine funktionellen Fähigkeiten Auskunft. Man darf nicht nur die motorischen Muster testen, die der Patient für bestimmte funktionelle Geschicklichkeit braucht, sondern auch seine anomalen Muster, die die normalen stören, testen. So ist es dem Therapeuten möglich, eine Behandlung zu planen, die darauf abzielt, daß der Patient die reiche Kombination an Mustern erhält, die für ihn wesentlich ist, und daß die Muster verhindert werden, die die normale oder normalere Funktion stören. Ein funktioneller Gebrauch benötigt selektive Bewegungen, eine große Anzahl Bewegungsmuster und dazu einen variablen Haltungshintergrund, der diese Bewegungen unterstützt. Bei Spastizität ist die Haltung in ein oder zwei typisch anomalen Haltungsmustern zu einer statischen Funktion reduziert. Die Muskeln können dann nur noch als Teil dieser Synergisten arbeiten, und daher kann keine angemessene Funktion stattfinden.

BERNSTEIN (1967) schreibt dazu: „Man ist überrascht durch die Tatsache, daß nicht ein Fall pathologischer Koordination bekannt ist, bei dem nicht gleichzeitig auch eine Pathologie des Tonus besteht, und das nicht ein einzelner nervöser Apparat bekannt ist, der nur einer dieser Funktionen zugeordnet werden kann, ohne mit den anderen verbunden zu sein."

Der Status der Haltungsmuster des Patienten enthält auch die Stärke des Haltungstonus und zeigt die Ausbreitung seiner Spastizität. Wie schon erwähnt, kann Spastik nicht genau gemessen werden, da sie veränderlich ist und ihre Stärke sich jeweils mit der Veränderung der Erregbarkeit des Patienten wandelt. Ihre Verteilung über die Rumpfmuskulatur ändert sich mit der Lage des Kopfes des Patienten im Raum und seiner Relation zum Körper. Ebenso ändert sie sich durch die Stellung der proximalen Gelenke und Gliedmaßen. Die nahe Verbindung der Spastik mit den typischen abnormen Haltungsmustern des Hemiplegikers macht eine getrennte Prüfung der Spastizität unnötig, da Haltungstonus und -muster gleichzeitig geprüft werden.

Sensorisches Defizit (Auswirkung auf motorische Leistung)

Bei jeder Hemiplegie ist es wichtig, das Empfindungsvermögen zu testen, um herauszufinden, inwieweit das motorische Defizit des Patienten (Verlust von motorischen Mustern oder Muskelschwäche) auf dieses sensorische Defizit zurückzuführen ist. Es ist wichtig, diese Tests von Zeit zu Zeit zu wiederholen, um herauszufinden, ob die sensorischen Stimulierungen bei der Behandlung Änderungen hervorgerufen haben.

Bei diesen Patienten ist das sensorische Defizit von einer großen Vielfalt und Abstufung. Der Mangel kann von leichtem oder teilweisem Verlust bis zur kompletten Agnosie der betroffenen Gliedmaßen reichen. Der Patient kann einen Verlust des Haltungsgefühls haben; das Abschätzen passiver Bewegungen ist nicht möglich. Eventuell kann er Größe, Form und Konsistenz von Gegenständen in seiner betroffenen Hand nicht erkennen. Er kann Berührung, Druck oder Schmerz nicht lokalisieren. Obwohl er vielleicht zwischen warm und kalt unterscheiden kann, ist es ihm nicht möglich, unterschiedliche Grade von Hitze und Kälte festzustellen.

Wie bereits erwähnt, werden bei vielen Hemiplegikern die motorischen Störungen durch die sensorische Beeinträchtigung verstärkt. Patienten mit sensorischem Ausfall fehlt der Wunsch zur Bewegung, und sie wissen auch nicht, wie sie ihre Gliedmaßen oder -abschnitte, die sie nicht richtig fühlen, bewegen sollen. Interessant ist, daß viele Patienten im Bein und im Fuß ein genaueres sensorisches Unterscheidungsvermögen haben als im Arm und in der Hand. Ursache hierfür kann sein, daß das Bein zum Stand und Gang ziemlich früh benutzt wird, dagegen wird die Hand eventuell nie benutzt. Eine weitere Tatsache, die auf die Zusammenhänge von sensorischer und motorischer Wiederherstellung hinweist, scheint dadurch gegeben zu sein, daß die genaue Lokalisierung leichter Berührung und das Unterscheidungsvermögen zweier Punkte eher in den proximalen als in den distalen Anteilen der Gliedmaßen gefunden werden kann. Obgleich der Patient mit mäßigem oder leichtem sensorischen Ausfall einige der wichtigsten Bewegungsmuster erlernen kann, hat doch der Patient mit schwerem und dauerndem sensorischem Ausfall eine schlechte Prognose für die funktionelle Heilung.

Prüfung des Sensorium

Obwohl natürlich das Prüfen des Empfindungsvermögens Sache des Neurologen ist, haben einige sensorische Tests eine spezifische Bedeutung für die Behandlung und sollten deshalb von der Krankengymnastin gemacht werden. Oft tritt als Behandlungsergebnis eine Verbesserung des Empfindungsvermögens auf; deshalb sollte man von Zeit zu Zeit diese Tests wiederholen.

I. Test für den Lagesinn und die Einschätzung der Bewegung

Der Patient liegt auf dem Rücken. Der Therapeut bewegt den betroffenen Arm in verschiedene Richtungen; dabei stoppt er die Bewegung in verschiedenen Positionen. Zunächst bewegt er den gestreckten Arm in der Schulter, dann folgen zusätzlich Bewegungen des Ellbogens, des Handgelenks und der Finger, so daß eine Vielfalt von Bewegungen passiv ausgeführt wird. Der Patient soll die Bewegungen mit dem gesunden Arm genau nachmachen. Zuerst darf er die Bewegungen sehen, damit er vergleichen kann, was er tut und was die Krankengymnastin mit dem betroffenen Arm macht. Dann werden ihm die Augen verbunden, und er muß sich ganz auf sein Gefühl verlassen. Gewöhnlich kann der Patient die Bewegungen der Schulter besser einschätzen als die im Ellbogen und in der Hand. Diese Tests können auch als Übung benutzt werden, wenn man zwischendurch den Patienten immer wieder sehen läßt, was er tut. Derselbe Test kann mit dem Bein und dem Fuß gemacht werden.

II. Test für die Lokalisation von Druck und leichter Berührung

Der Druck mit einem Finger auf eine Extremität des Patienten wird gewöhnlich besser eingeschätzt als nur eine leichte Berührung. Deshalb sollte der Drucktest zuerst gemacht werden. Der Patient soll „ja" sagen, wenn er die Berührung fühlt, die an verschiedenen Punkten der Gliedmaßen gegeben wird. Wenn er Sprachschwierigkeiten hat, braucht er nur mit dem Kopf zu nicken.

Die Lokalisierung kann vom Patienten angezeigt werden, indem er einen Finger der gesunden Hand auf den Berührungspunkt legt. Ist die Lokalisation gestört, dann zeigt er gewöhnlich an einer proximaleren Stelle an, als es der Berührungspunkt ist. Wird der Unterarm berührt, dann zeigt er den Oberarm an; bei der Hand weist er auf den Unterarm.

Oft ist die Einschätzung der Berührung an den Fingern nicht vorhanden, besonders an den Fingerspitzen. Am Bein ist der Drucksinn oft besser als am Arm.

III. Test des Tastsinns (Stereognosis)

Ein Gesunder mit verbundenen Augen dreht einen Gegenstand in der Hand hin und her, um ihn zu erkennen. Dies kann der Patient aber nicht, und deshalb hilft es ihm vielleicht, wenn man den Gegenstand in seiner Hand hin und her bewegt. Kann er den Gegenstand nicht erkennen, so kann er vielleicht sagen, ob er hart oder weich ist, lang oder kurz, glatt oder rauh, ob er rund ist oder Ecken hat.

Test des Tonus und der Haltungsreaktionen bei Bewegung

Dieser Test ist wichtig, um herauszufinden, warum der Patient eine Bewegung ausführen oder nicht ausführen kann. Außerdem hilft er uns, einen wirkungsvollen Behandlungsplan aufzustellen.

Der hemiplegische Patient hat die normalen Haltungsreaktionen verloren. Sie wurden in der Einführung (s. S. 4) unter der Überschrift „Automatische Adaptation der Muskeln bei Haltungsänderungen" beschrieben. Wenn er sich im Sitzen nach vorn lehnt, dann kontrahieren sich seine Rumpfbeuger anstelle des M. erector spinae, und er droht nach vorn und unten zu fallen. Läßt man ihn zur betroffenen Seite fallen, kontrahieren sich die Seitbeuger des Nackens und des Rumpfes auf dieser Seite. Da sich die Muskulatur auf der gesunden Seite nicht kontrahiert, fällt er leicht gegen die betroffene Seite.

Der Patient hat auch die normale Adaptation der Muskeln bei Extremitätenbewegungen gegen die Schwere verloren. Die spastische Kontraktion der Beuger und Depressoren des Schultergürtels, ebenso der Strecker des Beines, unterdrückt die normale Haltungsaktivität ihrer Antagonisten. Anstatt sich während der Bewegung mit der Schwere zu entspannen, verstärkt sich diese spastische Kontraktion sogar noch gegen Ende der Bewegung, d. h. sie wird um so stärker, je weiter sich die Extremität in Richtung der Schwere bewegt. Das führt zu einer totalen Hemmung der Antagonisten, also der Muskelgruppen, die gegen die Schwere halten und arbeiten sollten und die anschließend den Arm oder das Bein wieder heben. Daher kann der Patient an keinem gegebenen Punkt die Bewegung des sinkenden Armes oder des Beines umkehren, am wenigsten am Ende der Abwärtsbewegung. Er kann die Abwärtsbewegung des Armes oder Beines in keinem Stadium anhalten, wenn er nicht mehr unterstützt wird. Deshalb ist es für ihn äußerst schwierig, seinen hängenden Arm zu heben oder aber, wenn dieser gebeugt an seinem

Körper gehalten wird, gar sein Bein zu heben, wenn er es ganz gestreckt hat. Die Schwäche der Beuger des Beines und der Elevatoren des Armes ist relativ. Sie steht in direktem Verhältnis zu der ihr von den spastischen Antagonisten auferlegten Hemmung. Damit der Patient seinen Arm oder sein Bein gegen die Schwere heben kann, müssen wir erst einmal den normalen Reflexmechanismus wiederherstellen, der das Gewicht der Extremität gegen die Schwere kontrolliert. Diese Kontrolle können wir erhalten, indem wir zunächst passiv den Arm heben oder das Bein beugen, dann abwarten, bis gegen diese Stellung kein spastischer Widerstand mehr zu fühlen ist, und dann die Extremität Stück um Stück nach unten bewegen. Dabei soll der Patient jede Position halten. Kann er dies nicht, so bewegen wir wieder passiv ein Stückchen weiter nach oben. Kann er am Ende das Bein noch halten und kontrollieren, wenn es schon fast gestreckt ist (oder wenn der Arm fast an seiner Seite ist und der Patient ihn nicht fallengelassen hat), dann wird er auch das Bein (oder den Arm) wieder heben können. Hat der Patient die Kontrolle und die Gewalt über das Gewicht seiner Gliedmaßen in jeder Phase einer Bewegung gewonnen, dann kann er sie umkehren und die Glieder mit denselben Muskeln heben, die während der Abwärtsbewegung mit der Schwere aktiv waren.

Dies ist nicht nur eine Testart, sondern auch ein wichtiger Teil der Behandlung, genannt „Halten". Um dem Patienten die aktive Kontrolle zu ermöglichen, sollte man während der Bewegung eine nur minimale Unterstützung geben. So sollte man z. B. nur leicht die Finger oder die Hand halten, wenn der Arm bewegt wird, die Zehen oder den Fuß, wenn das Bein bewegt wird. Bei den fortgeschritteneren Patienten, die schon verschiedene Kombinationen von Bewegungsmustern funktioneller Fertigkeiten kontrollieren und einsetzen können, sollte der Therapeut das „Halten" in verschiedenen Stellungen und Bewegungen der Schulter und Hüfte erarbeiten. Er kann dies in Adduktion und Abduktion tun, Außen- und Innenrotation, mit gebeugtem oder gestrecktem Ellbogen oder in Supination und Pronation.

Der Therapeut bewegt den Rumpf oder die Gliedmaßen des Patienten in exakt den Bewegungsmustern, die der Patient später auszuführen lernen soll und die im Moment noch von spastischen Mustern gestört werden. Während der Therapeut den Patienten bewegt, testet er die Anpassung an die normalen Haltungs- und Bewegungsmuster, die dem Patienten abgefordert werden. Wenn die Haltungsreflexe normal und unmittelbar sind, tritt eine aktive Anpassung der Muskeln für die Haltungsänderung ein. Das heißt, eine gesunde Person würde einer passiven Bewegung aktiv folgen, vorausgesetzt, es wird ihr nur wenig Unterstützung oder Führung gegeben.

Der Gesunde ist nicht „entspannt", wenn er bewegt wird, sondern kontrolliert das Gewicht seines Körpers und der Gliedmaßen aktiv. Wird er an irgendeinem Punkt der Bewegung nicht unterstützt, so fallen seine Gliedmaßen nicht herunter, sondern bleiben automatisch einen Moment in der Luft, ehe die Person sich eine bequemere Stellung sucht, d. h., sie paßt sich an. Während der Gesunde bewegt wird, gibt er der ausgeführten Bewegung keinen Widerstand; seine Glieder fühlen sich leicht an. Reagiert der Patient auf diese normale Art während irgendeiner passiven Bewegungsphase oder während der ganzen geführten Bewegungsfolge, so zeigt dies dem Therapeuten, daß er diesen Teil oder die ganze Bewegungsfolge ohne Hilfe und normal ausführen kann. *Ist Spastizität vorhanden,* so bewirkt sie zweierlei hinsichtlich der vom Therapeuten ausgeführten Bewegung:

1. Wird die Bewegung *gegen* das Muster der Spastik ausgeführt, spürt man *Widerstand.* Das Maß des Widerstandes, der sich dem Therapeuten bietet, zeigt nicht nur das Maß der Spastik. Wichtiger ist das Ausmaß der Bewegungsstörung durch die Spastik bezüglich der selbständigen Bewegung des Patienten. Ist der Widerstand groß, so kann man vom Patienten überhaupt keine Bewegung erwarten. Ist der Widerstand mäßig oder tritt er nur an bestimmten Stellen der Bewegung auf, dann kann der Patient einige Bewegungsabschnitte ausführen, eventuell auch die ganze Bewegung, jedoch nur mit übertriebener Anstrengung und auf abnorme Weise. Ist der Widerstand gering, kann der Patient die Bewegung weitgehend normal ausführen, jedoch mit großer Anstrengung und langsamer als normal. Solch anomalem Widerstand durch Spastik begegnet man im Arm, in der Hand und in den Fingern (bei allen Streckbewegungen, Außenrotation, Supination und Abduktion der Finger und des Daumens). Das gleiche tritt bei Elevation und horizontaler Abduktion des gestreckten Armes und der Hand auf sowie bei voller Abduktion des Armes mit gebeugtem Ellbogen und gestrecktem Handgelenk und Fingern wie beim Berühren der gegenüberliegenden Schulter. Widerstand besteht auch beim Beugen des Ellbogens, wenn der Arm in Elevation ist und horizontal in der Schulter nach vorn gehalten wird.

Beim Bein findet man bei allen Beugebewegungen der Hüfte, des Knies und des Sprunggelenks einen Widerstand, bei der Dorsalflexion der Zehen und bei der Eversion im Sprunggelenk.

2. Wird die Bewegung *in* Richtung des spastischen Musters ausgeführt, findet man eine unkontrollierte *Mithilfe* bei der passiven oder unterstützten Bewegung. Diese Verstärkung zeigt sich entweder in einem plötzlichen „Ziehen" durch einen Flexorenspasmus oder in einem plötzlichen „Stoß" durch Extensorenspasmus. Ist der Flexoren- oder Extensorenspasmus stark, d. h. wenn entweder der Zug in Beugung oder der Stoß in die Streckung kräftig ist, so wird auf den Versuch der passiven Umkehr der Bewegung der Widerstand gleich stark sein, und für den Patienten wird die aktive Bewegung ganz unmöglich sein. Ist die Spastik mäßig oder gering, tritt diese unkontrollierte und übertriebene Verstär-

kung nur am Ende der Bewegung auf. Obwohl der Patient danach die gesamte Bewegungsfolge nicht mehr umkehren kann, hat er doch ein gewisses Bewegungsmaß, das er kontrollieren und in dem er aktiv die Bewegung umkehren kann.

Bei *Tonusverlust* fühlen sich die Extremitäten des Patienten schwer und unnatürlich entspannt an, wenn sie bewegt werden. Es besteht keine aktive Anpassung der Muskeln auf Haltungsänderung, kein aktives Folgen und Kontrollieren der Bewegung durch den Patienten, keine Möglichkeit, die Bewegung aufzuhalten, auch nicht eine Stellung gegen die Schwere zu behaupten, wenn man nicht assistiert. Dies zeigt dem Therapeuten das Fehlen der normalen Reflexaktivität bezüglich der Haltung und so die Unfähigkeit des Patienten, die Bewegung ohne Hilfe und aktiv auszuführen.

Wenn der Behandelnde die Haltungsreaktion auf Bewegung hin prüft, prüft er auch den Haltungstonus des Patienten und seine Fähigkeit sich zu bewegen. Übermäßiger Widerstand oder übertriebene Hilfe bei der vom Behandelnden ausgeführten Bewegung deutet auf anomal spastische Reaktionen hin, die die aktiven Bewegungen des Patienten stören. Mangel an Haltungstonus bei schlaffen Fällen zeigt sich durch übermäßiges Gewicht des Körpers oder der Extremität, wenn sie ohne Kontrolle durch den Patienten bewegt werden. Sowohl abnorme Haltungsreaktionen als auch Mangel an Haltungsreaktionen, d. h. Spastik oder Schlaffheit, können bei demselben Patienten in verschiedenen Körperteilen vorkommen oder während verschiedener Stadien einer Bewegung. Die Muster der Spastik rufen im Arm Retraktion und Depression der Skapula und des Humerus hervor, Kontraktion der Seitbeuger des Rumpfes auf der betroffenen Seite, Innenrotation des Armes im Schultergelenk und Flexion mit Pronation des Ellbogens und des Handgelenks, mit ulnarer Abweichung der Hand. Bei einigen Fällen besteht jedoch eine Außenrotation des Armes mit Supination und Flexion des Ellbogens in Verbindung mit Retraktion in der Schulter. Die Finger sind gebeugt und adduziert, außer bei wenigen Fällen, wo sie gestreckt und adduziert sind. Dies tritt zusammen mit extremer Beugung von Handgelenk und Ellbogen auf.

Das spastische Muster im Bein ruft eine dorsale Drehung des Beckens und ein Hochziehen des Beckens auf der betroffenen Seite hervor. Durch die Drehung nach hinten zeigt das Bein meist ein Muster der Außenrotation trotz der Streckspastizität, bei Fällen beidseitiger Spastizität geht sie mit Innenrotation einher. Man kann eine Änderung dieses Außenrotationsmusters beobachten, wenn man das Becken auf der betroffenen Seite nach vorn bewegt und eine Innenrotation auftritt. Die Streckspastizität des Beines zeigt sich in der Streckung von Hüfte und Knie, Supination des Fußes und Plantarflexion der Zehen.

Die folgenden Tests (I und II, Seite 35 bis 66) werden sowohl als Teil der Behandlung benutzt, als auch als Ersteinschätzung des Patienten. Sie geben genaue Information, was man in der Behandlung tun sollte. Obwohl Tests dieser Art mühsam sind, geben sie einen wesentlichen Aspekt der Einschätzung und Behandlung. Sie sind wichtig, um so viel als möglich über die „Bedürfnisse" jedes einzelnen Patienten herauszufinden.

Zunächst geben wir das Beispiel einer Tabelle für eine kurze Ersteinschätzung. In sie trägt man die funktionellen Fähigkeiten, die Behinderungen und Schwierigkeiten des Patienten und die Gründe dafür ein. Dies macht einen allgemeinen Behandlungsplan möglich, indem uns die Hauptprobleme des Patienten und auch einige seiner Potentiale aufgezeigt werden. Die Tabelle kann aber nicht zur Feststellung einer Besserung benutzt werden.

Kurze Einschätzung und Behandlungsplan bei Hemiplegie Erwachsener

Name des Patienten: Y. C.   Alter: 52
Adresse: Beruf: Hausfrau
Diagnose: linksseitige Hemiplegie nach subarachnoidaler Blutung
Datum der Untersuchung: 10. 2. 1975
Datum der Erkrankung: 2. 9. 1974 (Trepanation und Abklammerung eines Aneurismas, 13. 9. 1974).

Unterstreiche und antworte mit „Ja" oder „Nein", wo es möglich ist:

1. Allgemeineindruck des Patienten.
   Scheinbar älter oder jünger als sein chronologisches Alter.
   Kooperation; Teilnahmslosigkeit, emotionale Enthemmung, Depression, Negativismus, Aggression, Euphorie, Labilität.

---

2. Gesundheitszustand:

   (Wie vorsichtig muß man sein?) Hochdruck, Herzinsuffizienz, Atmung, Schwindel, Schwäche etc. (Anleitung vom Arzt).
   Durchblutungsstörungen in Arm und Bein, Knie geschwollen, Sudecksche Dystrophie der Hand, Mittelhandgelenke versteift, Mittelhand ödemisch. Allgemeiner Gesundheitszustand gut.

---

3. Was kann der Patient?
   Setzt er seinen Rumpf für das Gleichgewicht ein? Benutzt der Patient seine gesunde Seite für jede Tätigkeit?
   > Geht langsam ohne Stock – sehr steif. Gleichgewicht unsicher. Kann sich mit geringer Hilfe an- und ausziehen, fühlt sich ohne Kontrolle unsicher.

   Könnte der Patient mit weniger Kompensation auskommen?

4. Was kann der Patient nicht tun?
   > Gebraucht Arm und Hand für einige Tätigkeiten. Hat eine schmerzhaft fixierte Schulter, eine schmerzhafte Hand, kann nicht auf dem linken Bein stehen und den rechten Fuß heben.

   Braucht der Patient wirklich einen Dreifuß? Eine Unterarmstütze? Einen Stock? Eine Schiene? Eine Schlinge?
   > Nein. Eventuell einen Stock im Freien für das Gleichgewicht, aber nicht für die Gewichtsübernahme.

   Könnte er lernen mit einem Stock oder sogar ganz ohne Hilfsmittel zu laufen?
   > Ja.

   Mit oder ohne Schiene?
   > Ohne Schiene.

   Ist noch vorhandenes Potential auf der betroffenen Seite? Im Arm, in der Hand, im Bein oder im Fuß?
   > Ja, im Arm, im Bein und im Fuß.

   Ist der Patient noch im Stadium der spontanen Wiederherstellung?
   > Ja.

   Wie ist das Gleichgewicht im:
   Sitz?
   > Gut, aber ohne Armstütze links.

   Stand?
   > Wenig Gewicht auf dem linken Bein, kein Gleichgewicht im Stand auf dem linken Bein.

   Gehen?
   > Macht mit dem rechten Fuß zu schnelle Schritte, da er kein Gewicht auf das linke Bein nimmt, instabile Hüfte links.

   Kann der Patient den betroffenen Arm einsetzen?
   > Nein.

   Die betroffene Hand?
   > Nein.

   Hat er assoziierte Reaktionen?
   > Hauptsächlich in den Fingern.

   Kann er sprechen?
   > Ja.

Versteht er?
Ja.
Kann er lesen und schreiben?
Ja (Patient ist Linkshänder).

---

5. Der sensorische Befund:
   (Dieser ist sehr wichtig wegen des Effekts des sensorischen Defizits auf die Bewegung, Muskelkraft und Prognose.)
   Zu testen sind: Tiefensensibilität (Propriorezeption) des Armes und des Beines, Lagesinn, Einschätzung der Bewegung (beide sind unabhängig voneinander zu testen).
   Arm:
   Gestört – in der Schulter, im Ellbogen, im Handgelenk und in der Hand – kann Bewegungen einschätzen, aber nicht die Richtung.
   Bein:
   Gut.
   Taktiles Empfinden: im Bein und im Arm. Unterscheidung leichter Berührung. Druck, Stereognosis, Temperatur, Dermographie.
   Berührung distal vom Ellbogen vermindert. Astereognosis in der Hand.
   Bein:
   Gut.

---

6. Tonus:
   Reaktionstest bei Bewegung im Arm und im Bein. Test in Rükkenlage und im Sitzen.
   Spastizität:
   Gibt abnormen Widerstand oder übertriebene Assistenz.
   Schlaffheit:
   Unkontrolliertes volles Gewicht der Extremität. Eventuell ist beides vorhanden.
   Bein:
   Extensorenspastizität, schweres Bein, starker Widerstand gegen die Dorsalreflexion – Widerstand gegen die volle Kniestreckung. Etwas Adduktorenwiderstand.
   Arm:
   Schulterschmerz, Innenrotation. Widerstand gegen die volle passive Elevation. Hand sehr steif, Widerstand gegen die Beugung der Fingergrundgelenke, Semiflexion der distalen Gelenke (Sudecksche Dystrophie).

---

7. Welches ist das wichtigste und vorrangigste Ziel der Behandlung?

   Die Mobilisation des Nackens und des Schultergürtels, um Schmerzen in der Schulter und in der Hand zu verhüten. Gewichtübernahme auf das linke Bein, Verhüten einer Kontraktur im Knie.

8. Für welche Funktion sollte der Patient in diesem Stadium vorbereitet werden?

   Kontrolle des Schultergürtels und des Armes, Heben und „Halten" des Armes. Aktive Ellbogenbewegung, hauptsächlich Extension. Stand und Gleichgewicht, Gehen.

9. Wo liegen die Grenzen der Behandlung?

   Gebrauch des Armes und der Hand. Schwerer sensorischer Verlust. Dorsalflexion des Fußgelenkes.

10. Was kann man den Patienten mit geringer Hilfe tun lassen?

    Mit dem Arm bis jetzt noch nichts.

    Gewicht auf sein linkes Bein und gestrecktes Knie nehmen lassen.

    Vom Stuhl aufstehen, ohne die rechte Hand einzusetzen. Besser mit Hilfe gehen lassen als ohne Hilfe.

11. Was wird man in der Behandlung tun?

    a) Mobilisation des Schultergürtels, gegen die Retraktion der Skapula in Seitlage, Rückenlage, Sitz und Stand arbeiten. Versuchen schmerzlose Elevation des Armes in Außenrotation zu erreichen, wenn die Skapula beweglich ist und der Schultergürtel vorn. Extension und Halten des Ellbogens gegen intermittierenden Druck erreichen, abwechselnd mit leichter Beugung.

    b) Erhalten und Vergrößern des Beugeausmaßes in den Fingergrundgelenken.

    c) Stand mit Gewicht auf dem linken Bein, die Hüfte vorgebracht, kleine Schritte mit dem rechten Fuß vor und zurück.

Prüfungsmöglichkeiten der aktiven Bewegungen

Zwei Gruppen von Tests, die Auskunft über die Fähigkeiten oder Unfähigkeiten des Patienten für bestimmte Bewegungen geben sollen und über den Fortschritt der Behandlung, werden unter folgenden Überschriften dargestellt:

I. Tests der Qualität der Bewegungsmuster.
II. Tests des Gleichgewichts und anderer automatischer Schutzreaktionen.

Die Tests der Qualität der Bewegungsmuster wurden in drei Stufen entsprechend ihrer Schwierigkeit eingeteilt. Stufe 1 ist der leichteste und Stufe 3 der schwierigste Grad. Die Gradeinteilung soll dem Therapeuten helfen, anfangs die Zahl der Tests bei schwer betroffenen Patienten zu beschränken. Nach und nach können bei Behandlungsfortschritt des Patienten die Stufen 2 und 3 hinzugefügt werden. Tests des ,,Gleichgewichts und anderer automatischer Reaktionen" können nur bei mäßigen und leichten Fällen versucht werden und wurden daher nicht in Grade aufgeteilt.

I. Tests der Qualität der Bewegungsmuster

Der Patient, der sich aktiv bewegen kann, d. h. der Patient mit mäßiger Spastik, kann nur totale Beuge- und/oder Streckmuster anwenden. Ihm fehlt selektive Bewegung. Beugemuskeln können sich in einem totalen Beugemuster der ganzen Extremität gegen den Widerstand der Streckspastizität kontrahieren. Extensorenmuskeln arbeiten nur in ganzen Streckmustern gegen den Widerstand der Beugespastizität. Diese zwei Muster lassen nur einen begrenzten funktionellen Gebrauch und ein anomales Gehen zu, wobei die Funktion der Hand gänzlich unmöglich ist.

Bei leichten Fällen von Spastik ist eine etwas größere Vielfalt von motorischen Mustern möglich. Es fehlt jedoch immer noch die notwendige, unabhängige und selektive Bewegung einzelner Gliedabschnitte für den funktionellen Gebrauch. Die Bewegungen sind langsam, mühsam und ungeschickt. Dr. Denis Williams sagte bei einem Vortrag über Spastizität: ,,Wenn man mit seinem Zeigefinger winken will, ist nicht die Beugung des Zeigefingers wichtig, sondern die Hemmung des totalen Beugemusters des Armes." Dieses Beispiel zeigt deutlich das Problem bezüglich des Mangels selektiver Bewegung beim Hemiplegiker. Es ist die Hemmung, oder man könnte sagen die Aufspaltung totaler Beugemuster des Armes, die die selektive Bewegung möglich macht, und nicht die Kontraktion oder die Hemmung der Kontraktion eines bestimmten Muskels oder einer Muskelgruppe. Dieselbe Schwierigkeit besteht bei allen anderen selektiven Bewegungen, seien sie nun unabhängige Bewegungen der Sprunggelenke, der Zehen, des Knies, des Ellbogens, des Handgelenks oder der Finger.

Funktionelle Bewegungen brauchen bei jeder Stufe, von den relativ einfachen automatischen Haltungs- und Gleichgewichtsreaktionen bis zu den komplexen und feinsten selektiven Bewegungen, mannigfaltige Kombinationen von Teilen der mehr totalen und primitiven Bewegungsmuster, die in einem frühen Stadium der Entwicklung der Koordination bestehen. Die große Anzahl und mannigfaltige Kombination der Bewegungsmuster, die für geschickte Tätigkeit nötig sind, hängt von der Fähigkeit eines jeden Muskels oder jeder Muskelgruppe ab, als Bestandteil vieler Muster zu arbeiten und nicht nur als Teil eines oder zwei totaler Muster. Deshalb werden die Tests so eingestuft, daß man vom einfachsten zu den differenziertesten Bewegungsmustern geht.

Folgende Muster werden geprüft:

Arm und Schultergürtel werden in Rückenlage, im Sitz und Stand getestet, da das Ergebnis unterschiedlich ist.

Stufe 1

	Rückenlage		Sitz		Stand	
	ja	nein	ja	nein	ja	nein
a) Kann der Patient den gestreckten Arm in Elevation halten, nachdem man die Bewegung ausgeführt hat?						
Mit Innenrotation?						
Mit Außenrotation?						
b) Kann der Patient den gestreckten Arm aus der Elevation zur Horizontalen senken und wieder heben?						
Vorwärts nach unten?						
Seitwärts nach unten?						
Mit Innenrotation?						
Mit Außenrotation?						
c) Kann er den gestreckten Arm aus der Horizontalen an den Körper und wieder hochnehmen?						
Mit Innenrotation?						
Mit Außenrotation?						

Rückenlage ja	nein	Sitz ja	nein	Stand ja	nein

Stufe 2

a) Kann er seinen Arm heben, um die andere Schulter zu berühren? .....

Mit der Handfläche? ....

Mit dem Handrücken? ....

b) Kann er seinen Ellbogen in Elevation des Arms beugen, um seinen Kopf zu berühren? ....

Mit Supination? ....

Mit Pronation? ....

c) Kann er seine Hände hinter dem Kopf falten, beide Ellbogen in horizontaler Abduktion? ....

Mit gebeugtem Handgelenk? ....

Mit gestrecktem Handgelenk? ....

Stufe 3

	Rückenlage		Sitz		Stand	
	ja	nein	ja	nein	ja	nein
a) Kann er seinen Unterarm und das Handgelenk supinieren?						
Ohne Seitneigung des Rumpfes zur betroffenen Seite?						
Mit gebeugtem Ellbogen und gebeugten Fingern?						
Mit gestrecktem Ellbogen und gestreckten Fingern?						
b) Kann er seinen Unterarm ohne Adduktion des Armes im Schultergelenk pronieren?						
c) Kann er seinen gestreckten Arm außenrotieren?						
In horizontaler Abduktion?						
Am Körper liegend?						
In Elevation?						
d) Kann er seinen Ellbogen in Supination beugen und strecken, um die Schulter derselben Seite zu berühren? Zunächst mit:						
dem Arm am Körper?						
dem Arm in horizontaler Abduktion?						

Tests für Handgelenk und Finger

Stufe 1

	ja	nein
a) Kann der Patient seine Hand flach auf einen Tisch vor sich legen?		
Kann er dies seitlich tun, wenn er auf der Behandlungsbank sitzt?		
Mit Fingern und Daumen adduziert?		
Mit Fingern und Daumen abduziert?		

Stufe 2

	ja	nein
a) Kann er seine Hand zum Greifen öffnen?		
Mit gebeugtem Handgelenk?		
Mit gestrecktem Handgelenk?		
Mit Pronation?		
Mit Supination?		
Mit adduzierten Fingern und Daumen?		
Mit abduzierten Fingern und Daumen?		

	ja	nein

Stufe 3

a) Kann der Patient greifen und seine Finger dann wieder öffnen? ....

Mit gebeugtem Ellbogen? ....

Mit gestrecktem Ellbogen? ....

Mit Pronation? ....

Mit Supination? ....

b) Kann er einzelne Finger bewegen? ....

Daumen? ....

Zeigefinger? ....

Kleinfinger ....

Ring- und Mittelfinger? ....

c) Kann der Patient Finger und Daumen opponieren? ....

Daumen und Zeigefinger? ....

Daumen und Mittelfinger? ....

Daumen und Kleinfinger? ....

Tests für Becken, Bein und Fuß (in Bauchlage)

	ja	nein
Stufe 1		
a) Kann der Patient das Knie ohne Hüftbeugung beugen?		
Mit dem Fuß in Dorsalflexion?		
Mit dem Fuß in Plantarflexion?		
Fuß nach innen gedreht? (Inversion)		
Fuß nach außen gedreht? (Eversion)		
Stufe 2		
a) Kann der Patient mit beiden Beinen außenrotiert und gestreckt liegen, Fuß dorsal flektiert und nach außen, mit Fersenberührung?		
Kann der Patient diese Stellung halten?		
Kann er sein betroffenes Bein wieder nach außen drehen, um die Ferse des gesunden Beines zu berühren, nachdem es vom Therapeuten nach innen gedreht wurde?		
Kann er die Innen- und Außenrotation allein ausführen?		
Stufe 3		
a) Kann der Patient beide Fersen zusammenhalten, wenn beide Knie im rechten Winkel gebeugt sind?		
Betroffener Fuß nach innen gedreht?		
Betroffener Fuß nach außen gedreht?		
b) Kann der Patient das Knie des betroffenen Beines im rechten Winkel gebeugt lassen und abwechselnd im Sprunggelenk dorsal und plantar flektieren?		
Fuß nach innen gedreht?		
Fuß nach außen gedreht?		
Ohne sein Knie zu bewegen?		

Tests für Becken, Bein und Fuß (in Rückenlage)

	ja	nein
Stufe 1		
a) Kann der Patient das betroffene Bein beugen?		
Bei gebeugtem gesunden Bein, Fuß von der Unterlage abgehoben?		
Bei gestrecktem gesunden Bein?		
Ohne den kranken Arm zu beugen?		
b) Kann der Patient aus der Streckung seine Hüfte und das Knie beugen, bis der Fuß auf der Unterlage nahe am Becken ist?		
Kann der Patient sein Bein allmählich strecken, mit dem Fuß auf der Unterlage?		
Stufe 2		
a) Kann der Patient sein Becken abheben, ohne sein betroffenes Bein zu strecken, beide Füße auf der Unterlage?		
Kann der Patient sein Becken oben halten und sein gesundes Bein heben, ohne sein Becken auf der betroffenen Seite zu senken?		
Kann er das Becken oben halten und die Knie ab- und adduzieren?		
Stufe 3		
a) Kann der Patient seinen Fuß dorsal flektieren?		
Kann er die Zehen extendieren?		
Mit gebeugtem Bein, Fuß auf der Unterlage?		
Mit gestrecktem Bein?		
Mit dem Fuß nach innen gedreht?		
Mit dem Fuß nach außen gedreht?		
b) Kann er sein Knie beugen, wenn er an der Kante der Behandlungsbank liegt und sein Bein über den Rand der Liege hängt? (Hüfte gestreckt)		

Tests für Becken, Bein und Fuß (im Sitz auf einem Stuhl)

	ja	nein

Stufe 1

a) Kann der Patient das geschädigte Bein ad- und abduzieren, Fuß auf dem Boden? . . . .

b) Kann der Patient das betroffene Bein ad- und abduzieren, Fuß weg vom Boden? . . . .

Stufe 2

a) Kann der Patient sein betroffenes Bein anheben und den Fuß auf das gesunde Knie setzen (ohne mit der Hand zu helfen)? . . . .

b) Kann der Patient den betroffenen Fuß nach hinten unter den Stuhl ziehen, Ferse am Boden? . . . .

c) Kann der Patient aufstehen, gesunder Fuß vor dem betroffenen (ohne die Hilfe der Hand)? . . . .

Tests im Stand

Stufe 1

Kann Patient mit parallelen, sich berührenden Füßen stehen? . . . .

Stufe 2

a) Kann der Patient auf dem betroffenen Bein stehen, gesundes Bein angehoben? . . . .

b) Kann der Patient auf dem betroffenen Bein stehen, das gesunde Bein anheben und das Standbein beugen und strecken? . . . .

	ja	nein
c) Kann der Patient in Schrittstellung stehen, das Gewicht vorn auf dem geschädigten Bein, gesundes Bein, gesundes hinten auf den Zehen?		
d) Kann der Patient in Schrittstellung stehen, das gesunde Bein vorn belastet, das geschädigte Bein hinten halten und das Knie dieser Seite beugen, ohne die Zehen vom Boden zu nehmen?		

Stufe 3

	ja	nein
a) Kann der Patient in Schrittstellung stehen, Gewicht vorn auf dem gesunden Bein, das betroffene Bein hinten, und den Fuß heben, ohne die Hüfte des geschädigten Beines zu beugen?		
Fuß nach innen gedreht?		
Fuß nach außen gedreht?		
b) Kann der Patient auf dem geschädigten Bein stehen und es belasten, um einen Schritt mit dem gesunden zu machen?		
Nach vorn?		
Nach hinten?		
c) Kann der Patient auf dem gesunden Bein stehen und einen Schritt mit dem geschädigten Bein nach vorn machen, ohne das Becken hochzuziehen?		
d) Kann der Patient auf dem gesunden Bein stehen und mit dem geschädigten Bein einen Schritt nach rückwärts machen, ohne die Beckenseite hochzuziehen?		
e) Kann der Patient auf dem betroffenen Bein stehen und die Zehen heben?		

II. Tests des Gleichgewichts und anderer automatischer Schutzreaktionen

Wie bereits erwähnt, sind automatische Haltungsreaktionen Teil jeder willkürlichen Bewegung. Tatsächlich bilden sie den Hintergrund, auf dem willkürliche Bewegungen ausgeführt werden. Der Mechanismus der Haltungsreflexe, der willkürlichen Bewegungen zugrunde liegt, muß normal sein, ehe man vom Patienten normale oder bessere Bewegungen und Fertigkeiten erwarten kann. Die wichtigsten dieser Haltungsreaktionen beim Hemiplegiker sind folgende:

Gleichgewichtsreaktionen

a) Stütz- und Gleichgewichtsreaktionen auf dem betroffenen Unterarm oder auf dem betroffenen gestreckten Arm, wenn der Patient den gesunden Arm hebt und sich von der Bauchlage in die Seitlage umdreht.

b) Gleichgewichtsreaktionen des Rumpfes und der Beine, wenn er ohne Stütze mit der gesunden Hand sitzt, Belastung auf der betroffenen Hüfte.

c) Gleichgewichtsreaktionen beim Vierfüßlerstand.

d) Gleichgewichtsreaktionen beim Kniestand.

e) Gleichgewichtsreaktionen beim halben Kniestand.

f) Gleichgewichtsreaktionen beim Stand, Füße parallel.

g) Gleichgewichtsreaktionen beim Stand, Füße in Schrittstellung.

h) Gleichgewichtsreaktionen des betroffenen Beines beim Schritt des gesunden Beines.

i) Gleichgewichtsreaktionen beim Stehen auf dem betroffenen Bein, gesundes Bein angehoben.

Schutzstreckung und Belastung auf dem betroffenen Arm

a) Beim Vorwärtsbewegen gegen einen Tisch oder eine Wand (vgl. Abb. 26)

b) Beim Seitwärtsbewegen mit der betroffenen Seite gegen einen Tisch oder eine Wand (Abb. 27).

c) Schutz des Gesichts mit dem betroffenen Arm und der Hand gegen einen geworfenen Ball oder ein Kissen (vgl. Abb. 29).

Um diese Reaktionen zu prüfen, muß der Patient die Teststellung einnehmen und halten können. Er sollte mit bestimmten Bewegungen reagieren, um sein Gleichgewicht wiederzufinden und um sich gegen einen Sturz zu schützen, wenn er unerwartet bewegt oder gestoßen wird.

1. Gleichgewichtsreaktionen

Der Patient ist in Bauchlage, er stützt sich auf seine Unterarme.

	ja	nein
a) Der Schultergürtel des Patienten wird leicht gegen die betroffene Seite gestoßen. Stützt er sich weiter auf seinem betroffenen Unterarm ab (Abb. 3)? ..		
b) Sein gesunder Arm wird abgehoben, als ob er mit der Hand etwas greifen will. Nimmt er sofort sein Gewicht auf den kranken Arm (Abb. 4)?		
c) Der gesunde Arm wird gehoben und zurückgeführt; der Patient wird auf die Seite gedreht und stützt sich auf den betroffenen Arm. Stützt er sich weiter auf den betroffenen Arm (Abb. 5)?		

Bei leichten Fällen stützt sich der Patient auf die gestreckten Arme anstatt auf die Unterarme.

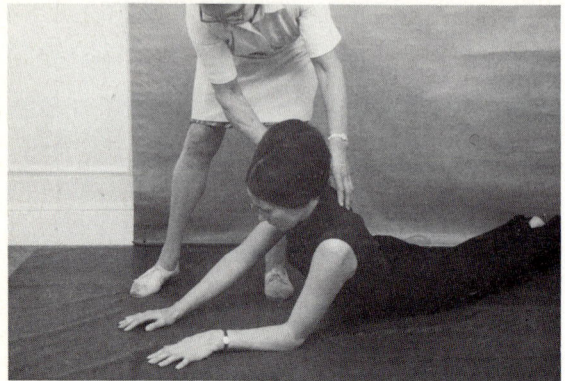

Abb. 3

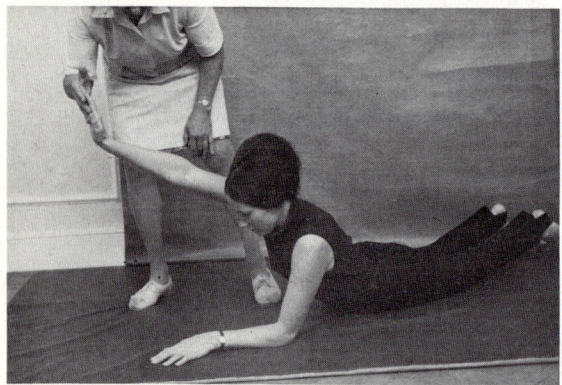

Abb. 4

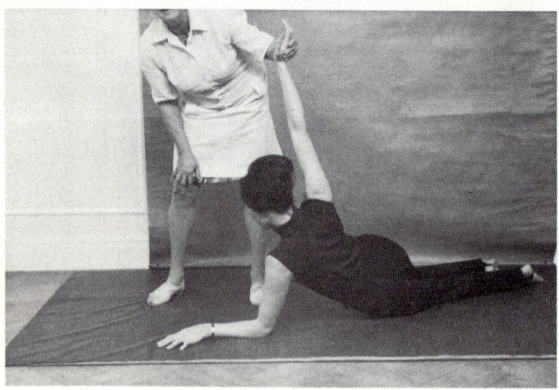

Abb. 5

Der Patient sitzt auf der Behandlungsbank, die Füße nicht unterstützt.

	ja	nein
a) Der Patient wird leicht gegen die betroffene Seite hin gestoßen. Bleibt er aufrecht?		
Beugt er seinen Kopf seitlich gegen die gesunde Seite?		
Abduziert er sein gesundes Bein?		
Benutzt er seinen betroffenen Unterarm als Unterstützung?		
Benutzt er seine betroffene Hand als Unterstützung (Abb. 6)?		
b) Der Patient wird leicht nach vorn gestoßen. Beugt er seine betroffene Hüfte und sein Knie?		
Streckt er die Wirbelsäule?		
Hebt er den Kopf (Abb. 7)?		
c) Beide Beine des Patienten werden vom Therapeuten gehoben, Knie gebeugt. Bleibt er aufrecht?		
Bewegt der Patient den betroffenen Arm nach vorn (Abb. 8)?		
Stützt er sich hinten mit dem betroffenen Arm ab?		

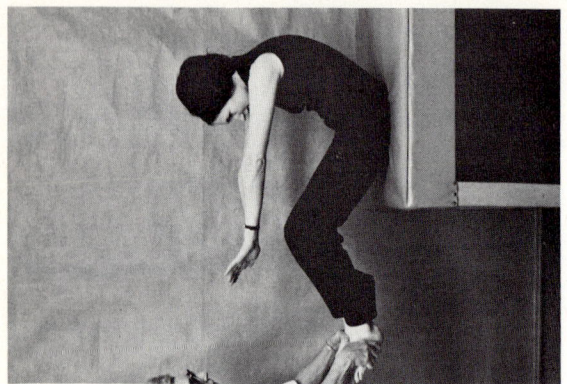

Abb. 8

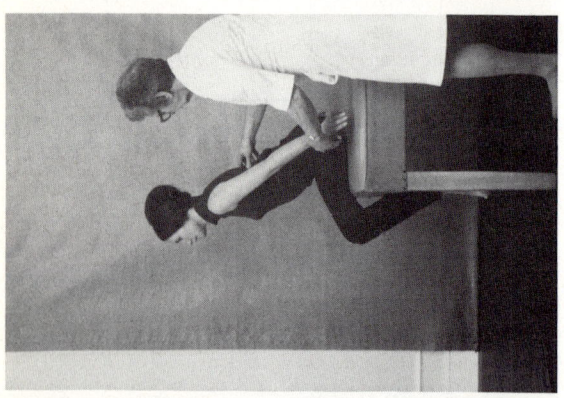

Abb. 7

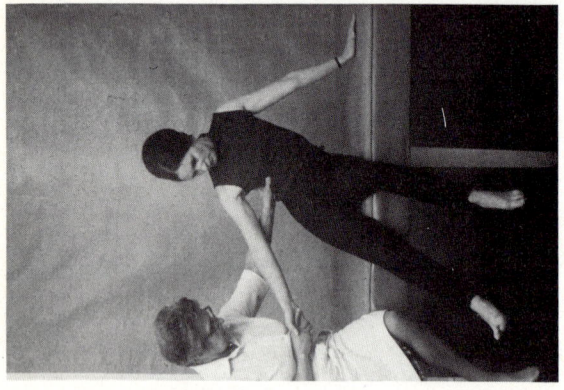

Abb. 6

Der Patient steht im Vierfüßlerstand

	ja	nein
a) Der Rumpf des Patienten wird leicht zur betroffenen Seite hin gestoßen. Abduziert der Patient das gesunde Bein? .... Bleibt der Patient auf allen Vieren (Abb. 9)?		
b) Der gesunde Arm des Patienten wird abgehoben und vom Therapeuten gehalten. Hält er den betroffenen Arm gestreckt (Abb. 10)?		
c) Das gesunde Bein des Patienten wird gehoben. Hält er das kranke Bein gebeugt und belastet er es (Abb. 11)?		
d) Sein gesunder Arm und das kranke Bein werden abgehoben. Hält er den kranken Arm gestreckt (Abb. 12)?		
e) Sein kranker Arm und sein gesundes Bein werden abgehoben. Bleibt er auf dem kranken gebeugten Bein stehen (Abb. 13)?		
f) Sein gesunder Arm und das kranke Bein werden gehoben. Verlagert er sein Gewicht gegen die betroffene Seite und hält der Patient diese Stellung (Abb. 14)?		

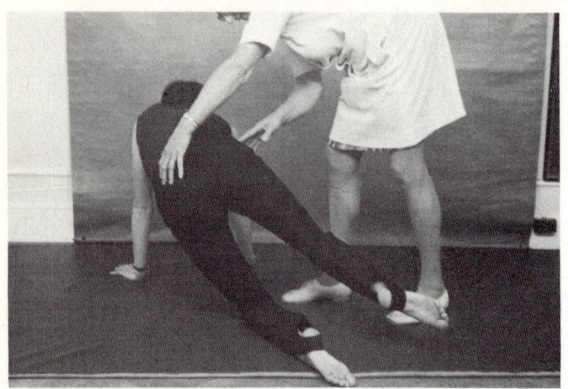

Abb. 9

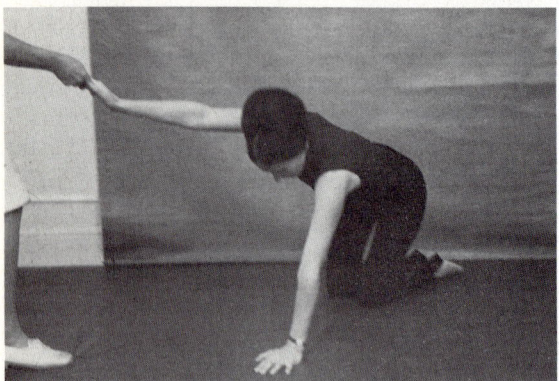

Abb. 10

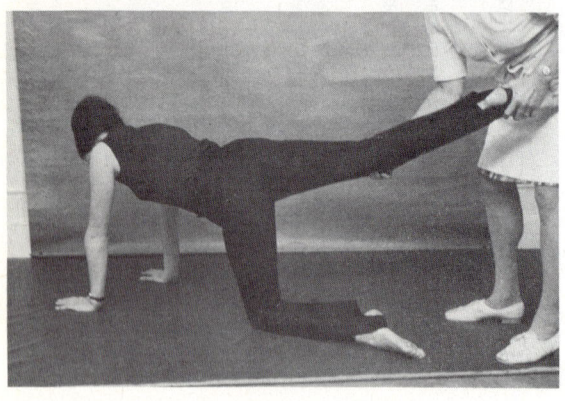

Abb. 11

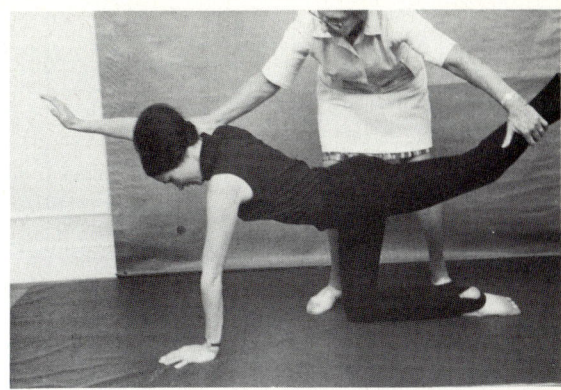

Abb. 12

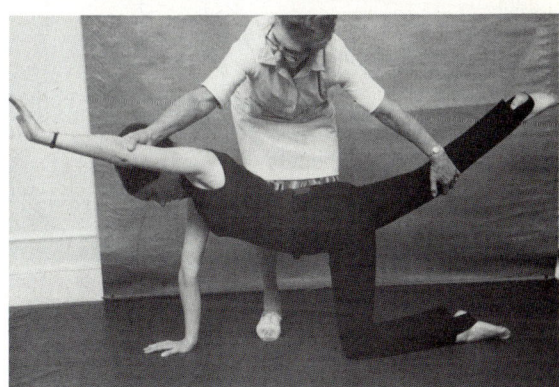

Abb. 13

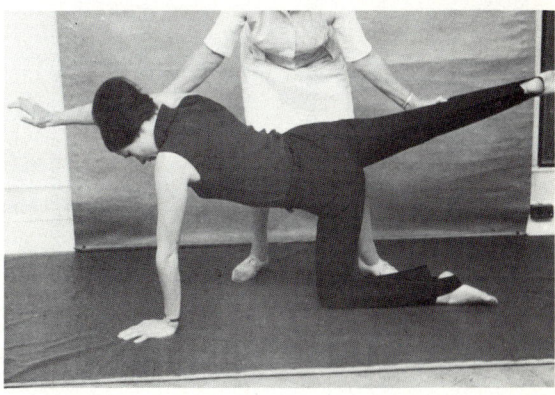

Abb. 14

Patient im Kniestand

	ja	nein
a) Der Patient wird leicht gegen die kranke Seite gestoßen. Abduziert er das gesunde Bein?		
Neigt er den Kopf seitlich gegen die gesunde Seite?		
Nimmt er seine betroffene Hand als Unterstützung (Abb. 15)?		
b) Der Patient wird gegen die gesunde Seite gestoßen. Abduziert er das kranke Bein?		
Streckt er den kranken Arm zur Seite (Abb. 16)?		
c) Der Patient wird leicht zurückgestoßen und soll sich nicht setzen. Streckt er den betroffenen Arm nach vorn (Abb. 17)?		
d) Der Patient wird leicht nach vorn gestoßen, der gesunde Arm wird vom Therapeuten zurückgehalten. Benutzt der Patient den kranken Arm und die Hand zur Abstützung auf dem Boden (Abb. 18a)?		
Hebt er den kranken Fuß vom Boden (Abb. 18b)?		

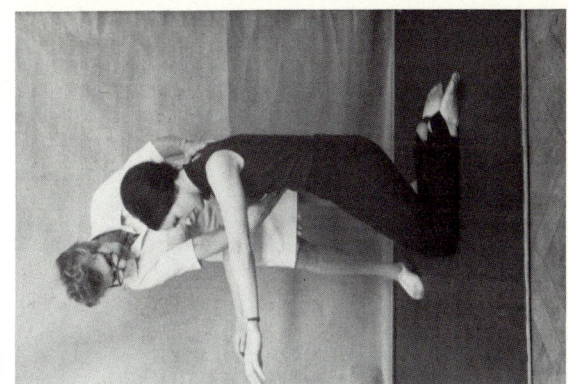

Abb. 17

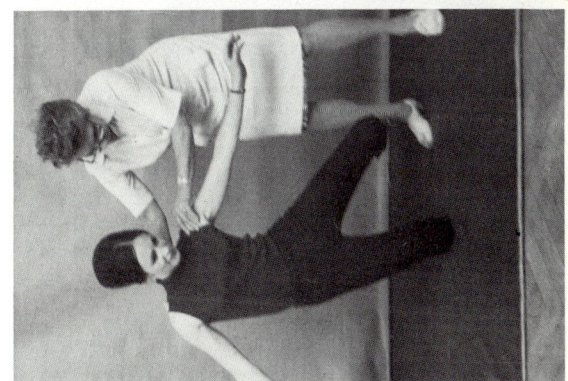

Abb. 16

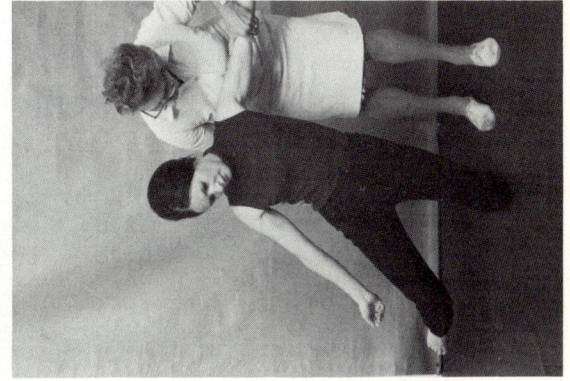

Abb. 15

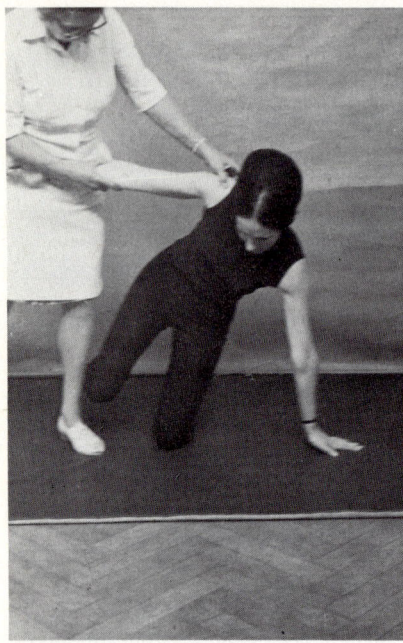

Abb. 18a

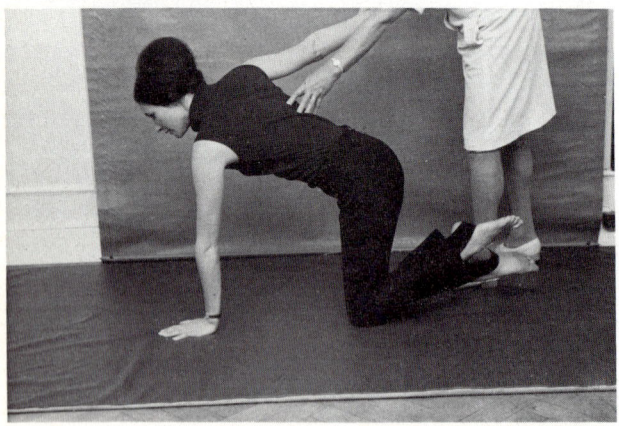

Abb. 18b

Patient im halben Kniestand, gesunder Fuß vorn.
(Er soll seine gesunde Hand nicht zum Stützen nehmen.)

	ja	nein
a) Der gesunde Fuß des Patienten wird vom Therapeuten abgehoben. Bleibt der Patient aufrecht?		
Hält er die betroffene Hüfte gestreckt (Abb. 19 a)?		
b) Der gesunde Fuß des Patienten wird vom Behandler gehoben und seitlich gesetzt. Bleibt der Patient aufrecht?		
Zeigt er Bewegungen mit dem betroffenen Arm, um das Gleichgewicht zu halten (Abb. 19 b)?		
c) Sein gesunder Fuß wird aus der vorigen Stellung zurück zum Kniestand gebracht. Bleibt der Patient aufrecht?		
Bleibt die betroffene Hüfte gestreckt?		

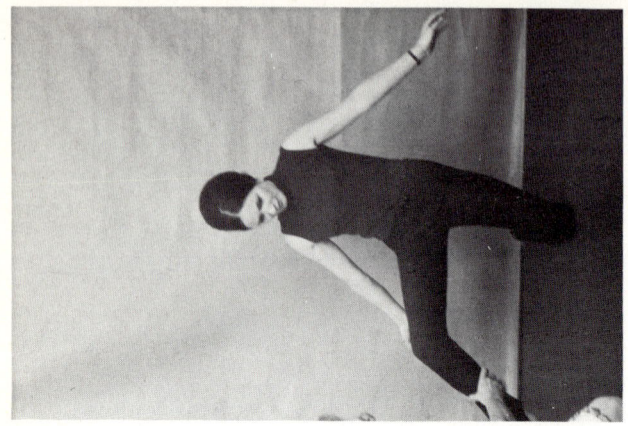

Abb. 19 b

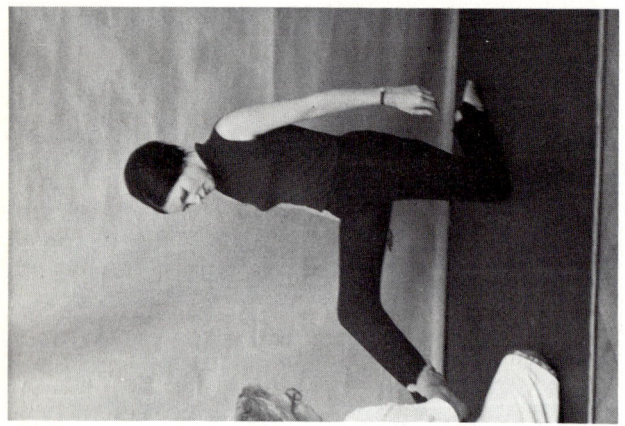

Abb. 19 a

Patient im Stand, Füße parallel und die Standfläche schmal.

	ja	nein
a) Der Patient wird leicht zurückgestoßen und soll mit dem gesunden Bein nicht zurücktreten. (Der Behandler setzt seinen Fuß auf den gesunden Fuß des Patienten, um so einen Schritt zu verhindern.) Tritt der Patient mit dem kranken Bein zurück (Abb. 20)?		
b) Der Patient wird leicht zurückgestoßen und soll keinen Schritt zurückmachen. Flektiert er die Zehen der betroffenen Seite dorsal?		
Nur die Großzehe?		
Flektiert der Patient im Sprunggelenk und in den Zehen der betroffenen Seite dorsal?		
Bewegt er den kranken Arm vorwärts (Abb. 21)?		
c) Der Patient wird leicht zur gesunden Seite gestoßen. Abduziert er das kranke Bein?		
Abduziert und streckt er den kranken Arm (Abb. 22 a)?		
Macht er Schritte, um mit dem kranken Bein über das gesunde zu gehen (Abb. 22 b)?		
d) Der Patient wird leicht zur kranken Seite gestoßen. Abduziert er das gesunde Bein?		
Neigt er den Kopf seitlich zur gesunden Seite (Abb. 23)?		

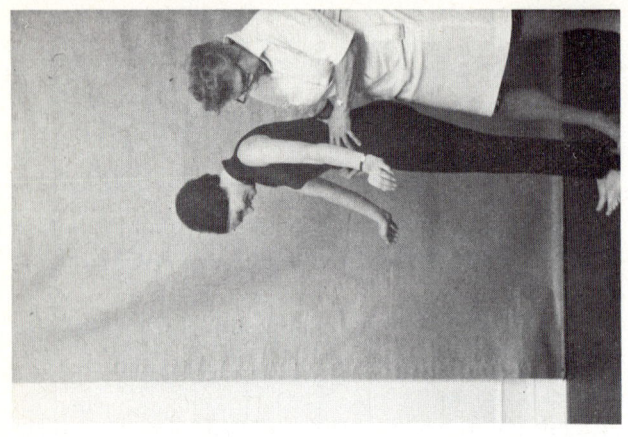

Abb. 21

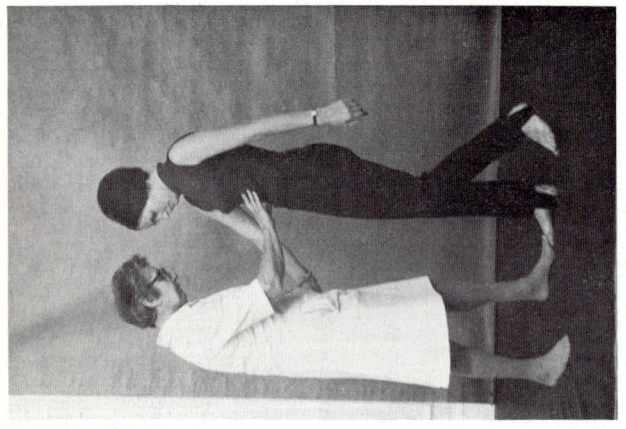

Abb. 20

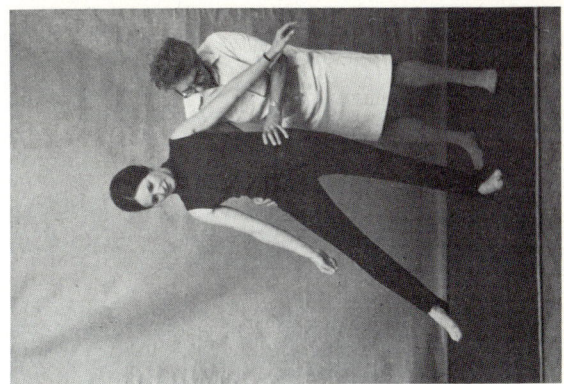

Abb. 23

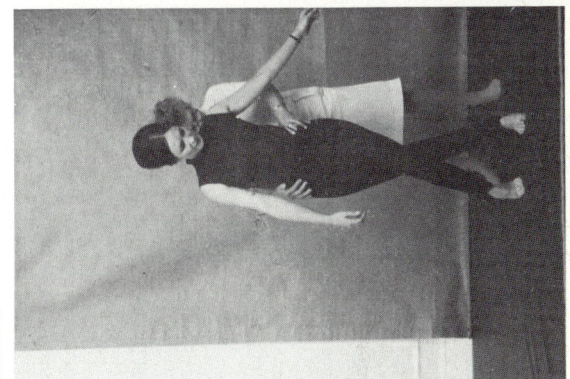

Abb. 22 b

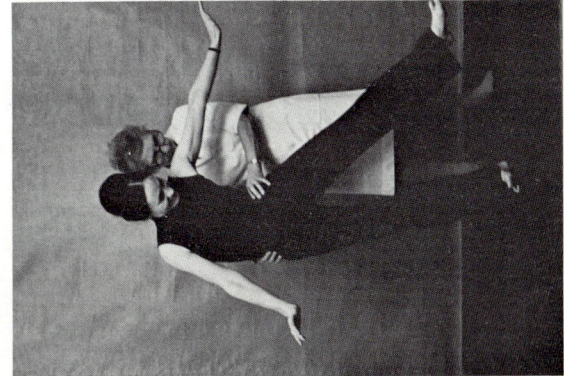

Abb. 22 a

	ja	nein
Patient steht nur auf dem betroffenen Bein, er darf die gesunde Hand nicht zum Halten benutzen.		
a) Der gesunde Fuß des Patienten wird vom Therapeuten gehoben und wie bei einem Schritt nach vorn gesetzt, Knie gestreckt. Hält der Patient die Ferse des kranken Beines am Boden?		
Hält er das Knie des kranken Beines gestreckt?		
Unterstützt er die Gewichtsverlagerung über das kranke Bein nach vorn mit gestreckter Hüfte (Abb. 24)?		
b) Der gesunde Fuß des Patienten wird vom Therapeuten gehoben und wie bei einem Schritt nach hinten gesetzt. Bleibt die Hüfte des kranken Beines gestreckt?		
Unterstützt er die Gewichtsverlagerung über dem kranken Bein (Abb. 25)? ..		
c) Der gesunde Fuß des Patienten wird vom Therapeuten gehoben und seitwärts gehalten, während der Patient sacht gegen die kranke Seite gestoßen wird. Folgt er und gleicht er sein Gleichgewicht aus, indem er den Fuß des kranken Beines seitwärts abwechselnd nach innen und außen dreht?		
Dasselbe wird gemacht, indem man den Patienten gegen die kranke Seite hin zieht. Folgt er und gleicht er das Gleichgewicht wie oben durch Bewegung mit dem Fuß aus?		

Abb. 25

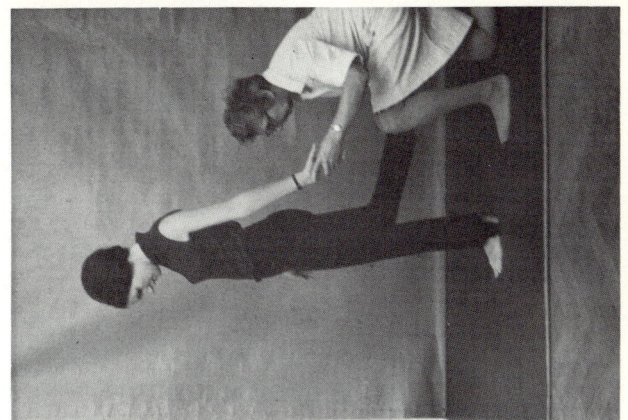

Abb. 24

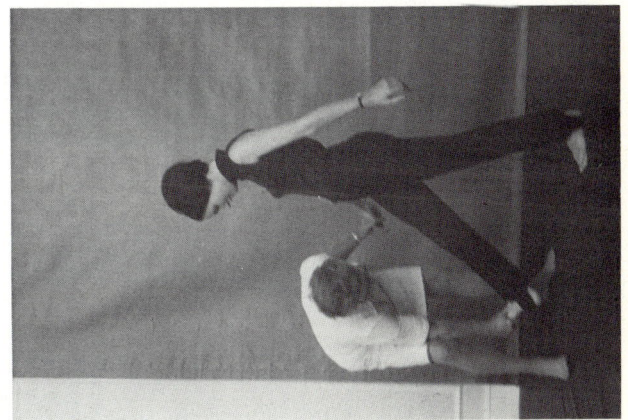

2. Tests für Schutzstreckung und Armstütz

Beim Test dieser Reaktionen sollte man den gesunden Arm mit der Hand festhalten, so daß er nicht gebraucht werden kann. Es ist ratsam, den gesunden Arm in Streckung und Außenrotation zu halten, da dies die Streckung des kranken Armes und der Hand erleichtert.

	ja	nein
a) Der Patient steht vor einem Tisch oder einer Liege. Sein gesunder Arm wird zurückgehalten, und er wird gegen den Tisch gestoßen. Streckt er seinen kranken Arm nach vorn aus?		
Stützt er sich auf die Faust auf?		
Auf die Handfläche (Abb. 26)?		
Ist sein Daumen adduziert?		
Ist sein Daumen abduziert (Abb. 26)?		
b) Der Patient steht mit dem Gesicht zur Wand, in einer Entfernung auf Armlänge. Er wird gegen die Wand gestoßen, sein gesunder Arm zurückgehalten. Hebt er seinen kranken Arm und streckt ihn gegen die Wand aus?		
Legt er die Hand gegen die Wand, mit gebeugten Fingern, adduziertem Daumen?		
Finger offen, Daumen abduziert (Abb. 27)?		

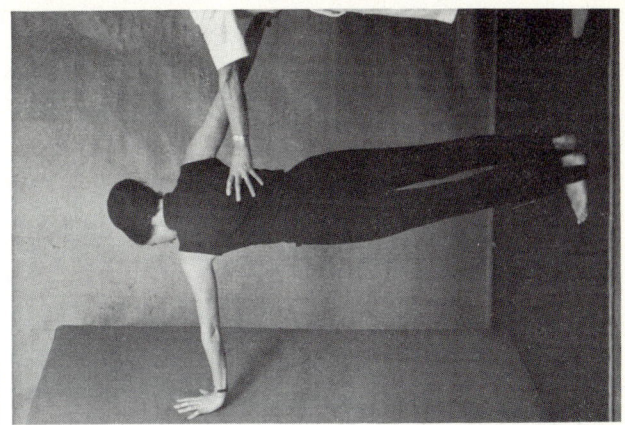

Abb. 27

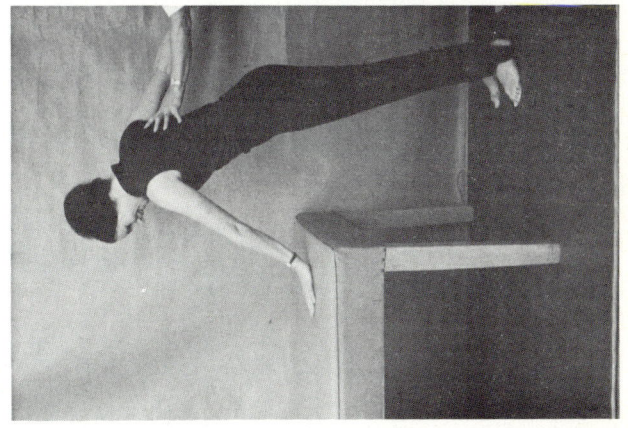

Abb. 26

	ja	nein
c) Der Patient sitzt auf einer Liege. Sein gesunder Arm wird vom Therapeuten seitlich gehalten. Er wird gegen die betroffene Seite hin gestoßen. Abduziert er den kranken Arm und stützt er sich auf seinen Unterarm?		
Auf den gestreckten Arm?		
Stützt er sich auf seine Faust auf?		
Auf die offene Hand?		
Daumen und Finger adduziert?		
Daumen und Finger abduziert (Abb. 6)?		
d) Der Patient steht seitwärts zur Wand auf Armlänge entfernt, so daß er sie mit seinem betroffenen Arm erreichen kann. Abduziert und hebt er den kranken Arm?		
Mit gebeugtem Ellbogen?		
Streckt er sich nach der Wand mit gestrecktem Ellbogen?		
Stützt er sich mit der Faust gegen die Wand ab?		
Mit offener Hand?		
Mit adduziertem Daumen und Fingern?		
Mit abduziertem Daumen und Fingern (Abb. 28)?		

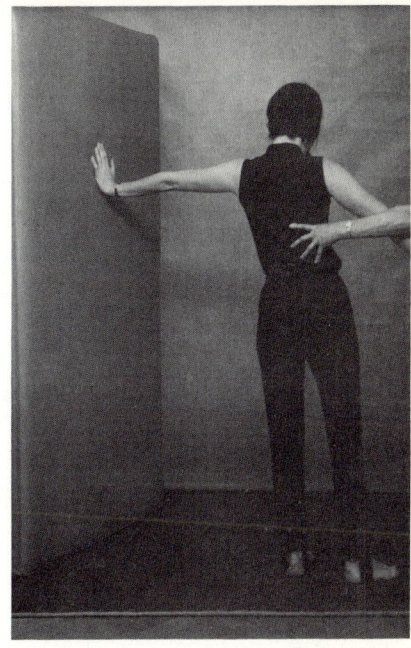

Abb. 28

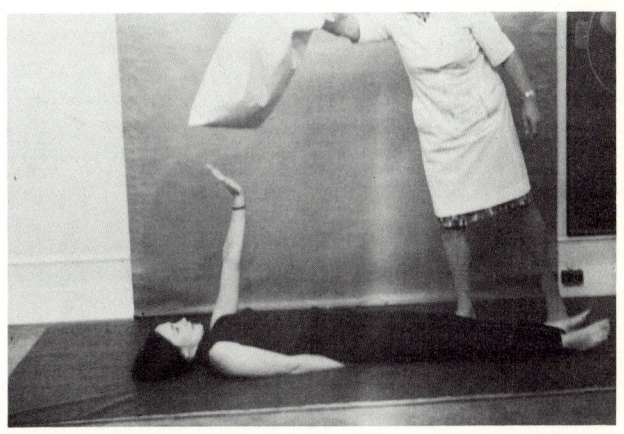

Abb. 29

	ja	nein
e) Der Patient liegt auf dem Rücken am Boden. Seine gesunde Hand liegt unter seiner Hüfte, damit er die Hand nicht benutzen kann. Der Therapeut nimmt ein Kissen und tut, als ob er es ihm an den Kopf wirft. Bewegt er seinen kranken Arm, um sein Gesicht zu schützen?		
Mit gebeugtem Ellbogen?		
Mit gestrecktem Ellbogen?		
Mit Innenrotation?		
Mit Außenrotation?		
Mit Faustschluß?		
Mit offener Hand?		
Kann er das Kissen auffangen (Abb. 29)?		

Zusammenfassung

Die bisher vorgeschlagenen Tests sollten sowohl während der Behandlung als auch bei der ersten Beurteilung der Belange des Patienten angewandt werden. Sie sollen nicht als Testserie für jeden Patienten gebraucht werden, ein Test nach dem anderen, ehe man die Behandlung beginnt. Solches Testen gibt dem Therapeuten nicht nur dauernd Auskunft über die Fähigkeit und Unfähigkeit des Patienten und über die Besserung, sondern zeigt auch nötige Behandlungsänderungen an und wie die Behandlung ausgebaut werden soll.

Die Wichtigkeit einer engen Bindung zwischen Test und Behandlung wurde gezeigt, ebenso zwei detaillierte Testgruppen, die die motorischen Muster des Hemiplegikers aufzeichnen sollen. Die Ergebnisse der Tests geben dem Therapeuten einen Hinweis für die Behandlungsplanung und Auskunft über den Fortschritt des Patienten. Die entsprechenden Tests sollen sowohl als Teil jeder Behandlung gebraucht werden als auch für die erste Beurteilung.

Grundlagen der Behandlung

Leider ist das übliche Ziel der Behandlung in der frühen, akuten Phase der Hemiplegie eine kurzfristige Rehabilitation, um den Patienten aus dem Bett zu bekommen und um ihn so unabhängig wie möglich für die Verrichtungen des täglichen Lebens zu machen. Damit er so früh als möglich zum Gehen kommt, wird in der Behandlung die Betonung auf den Einsatz der gesunden Seite gelegt, um den Verlust der kranken Seite zu kompensieren. Man gibt ihm einen Dreifuß als Stütze, der sein ganzes Gewicht auf die gesunde Seite bringt und ihn sein gesundes Bein im Stand und im Gehen zur Balance nutzen läßt. Da er weder das Knie noch den Knöchel beugen kann, beugt er den Rumpf, um sein betroffenes Bein zum Schritt nach vorn zu bringen. Dadurch zieht er das Becken hoch. Das Bein ist steif und wird zunächst wie ein Stock eingesetzt, um das Gewicht zu tragen. Meist wird das Gewicht auf die Gehstütze, Unterarmstütze oder später auf den Stock genommen. Man bringt dem Patienten auch bei, seinen gesunden Arm und die Hand zur Selbsthilfe einzusetzen. Er zieht oder stößt sich damit zum Sitzen hoch, kommt aus dem Bett, stützt sich darauf beim Aufstehen von einem Stuhl usw. Dieses Programm „kompensatorischer Rehabilitation" wird gewöhnlich mit Übungen zur Muskelkräftigung und zur Erhaltung des Gelenkausmaßes ergänzt. Diese zwei Übungsformen werden als getrennte Verfahren eingesetzt. Sie haben nichts miteinander zu tun und schließen sich in der Tat gegenseitig aus, denn die Rehabilitation durch Kompensation ist bis zu einem gewissen Ausmaß für die Erhöhung der Spastizität und für die Inaktivität der betroffenen Seite verantwortlich.

Es ist bedauerlich, daß diese Art der Behandlung die Potentiale der betroffenen Seite von Anfang an außer acht läßt. Dies ist besonders bei den jungen Patienten ärgerlich, die noch jung genug sind, um etwas mit ihrem Leben anzufangen. In der Tat macht diese Behandlung in der akuten Phase eine folgende Wiederherstellung der Funktion der betroffenen Seite in der residualen Phase, wenn die Patienten ambulant behandelt werden, viel schwieriger, sogar unmöglich. Zu dieser Zeit hat sich die Überkompensation mit einem mehr als nötigen Einsatz der gesunden Seite schon fest etabliert. Die Spastizität ist aufgrund der assoziierten Reaktionen sehr stark. Diese assoziierten Reaktionen kommen von der Anstrengung, mit der die gesunde Seite einseitig eingesetzt wird, durch den Mangel an Gleichgewicht und auch durch die Angst zu fallen.

Unsere Erfahrung hat gezeigt, daß es möglich ist, eine ganze Menge normaler Aktivitäten von der betroffenen Seite zu erlangen. Die Behandlung ist dabei systematisch darauf gerichtet, die kranke Seite auf den funktionellen Einsatz vorzubereiten. Es war sogar möglich, den Gang, das Gleichgewicht und den Armgebrauch bei vielen Patienten zu verbessern, die ihre Hemiplegie schon lange hatten. Dabei konnte man die Funktion der Hand nur verbessern, wenn die Patienten kein oder nur wenig sensorisches Defizit hatten. Diese Erfahrung hat uns bewiesen, daß ein unerwartetes und unberührtes Potential vorhanden war, das die kurzfristige kompensatorische Rehabilitation nicht berührt hatte. Schnellere und bessere Resultate kann man erreichen, wenn die Betonung der Behandlung während der frühen Phase im Krankenhaus darauf abzielt, die funktionellen Potentiale der betroffenen Seite zu entwickeln, anstatt sie als nutzlos ganz abzuschreiben.

Das Problem des Patienten liegt nicht in seinem Mangel an Muskelkraft in der betroffenen Seite, sondern in seiner Unfähigkeit, die nervösen Impulse zu seinen Muskeln zu lenken. Bei einem Menschen mit intaktem Zentralnervensystem werden sie auf vielen verschiedenen Wegen und in unterschiedlichen Bewegungskombinationen benutzt.

Wir alle bewegen uns in Bewegungsmustern. Wir nehmen nie isolierte Muskeln für eine Bewegung, und unsere Haltungsmuster sind so mannigfaltig wie unsere Bewegungsmuster. Sie sind verschieden und ändern sich unablässig. Aufgrund ihrer Vielfalt sind sie für die vielen Fertigkeiten, die wir lernen, geeignet. Die Haltungs- und Bewegungsmuster des Hemiplegikers sind wenige und stereotyp. Sie sind so stereotyp, daß wir einen Hemiplegiker auf einen Blick an seinen typischen Haltungen und Bewegungen erkennen können. Er kann seinen kranken Arm und sein Bein nur in einigen abnormen Mustern bewegen, und diese sind für geschickte Hantierungen ungeeignet.

Das Ziel der Behandlung sollte die Änderung der abnormen Bewegungsmuster sein. Man darf sie nicht beim Bemühen, Muskeln zu kräftigen, verstärken und wiederholen. Es ist unmöglich, einem abnormen Muster ein normales zu überlagern. Wir müssen daher die abnormen Muster unterdrücken, ehe die normalen gebahnt werden können. Die Bewegungen, die der Patient mit oder ohne Hilfe des Therapeuten ausführt, sollten nicht mit übermäßiger Anstrengung erfolgen. Anstrengung führt zu erhöhter Spastik und ruft weitgehend abnorme assoziierte Reaktionen hervor.

Schwere Widerstandsübung (WALTERS 1967), „Irradiation" (KNOTT 1967) und die Anwendung von assoziierten Reaktionen und Massenbewegungen (BRUNNSTROM 1956) mögen nutzvolle Maßnahmen zur Kräftigung schwacher und nicht ansprechender Muskeln sein, sollten aber bei Patienten mit Läsionen des 1. motorischen Neurons vermieden werden, d. h. bei Patienten, deren tonische Reflexe ungehindert und dominant bis zum Ausschluß jedes anderen koordinierten Haltungs- und Bewegungsmusters sind. Der Einfluß tonischer „Reflexe" ist im Gesunden da und ruft leichte und flüchtige Tonusänderungen zwischen der Fülle anderer Haltungs- und Bewegungsmuster hervor. Bei spastischen Fällen jedoch verstärken Anstrengung, „Irradiation", Massenmuster und besonders tonische Reflexe zur Muskelkräftigung, wenn sie ungehindert ablaufen, nur die wenigen abnorm verstärkten tonischen Reflexe und erhöhen damit die Spastizität.

Beim Patienten mit Spastizität kann so lange keine normale Koordination erreicht werden, wie tonische Reflexe frei tätig sind (sichtbar durch die abnormen Haltungsmuster von Streck- und Beugespastik). Spastizität ist nicht auf einen Muskel oder eine Muskelgruppe begrenzt, sondern ist in bestimmten synergistischen Mustern koordiniert. Die spastischen Muster müssen daher während der Behandlung durch besondere Techniken beim Manipulieren des Patienten verhütet werden, also mit Techniken, die den abnormen Mustern der tonischen Reflexaktivität entgegenwirken.

Es ist unnötig und unerwünscht, statische reflexhemmende „Stellungen" zu benutzen, wobei die Krankengymnastin passiv die abnormen Muster umkehrt und jeden Teil des Körpers des Patienten kontrolliert und hält. Obwohl dies die Spastizität reduziert, macht es doch aktive und normalere „Bewegungsmuster" unmöglich. Es erlaubt dem Patienten nicht, eine eigene Kontrolle über seine abnormen Reaktionen zu gewinnen. Die Behandlung wurde daher aktiver und dynamischer. Anstelle von statischen Stellungen werden reflexhemmende Bewegungsmuster angewandt, die nicht nur abnorme Reaktionen hemmen, sondern gleichzeitig aktive automatische und willkürliche Bewegungen erleichtern. Anstatt die abnormen Haltungsmuster überall gleichzeitig umzukehren und zu halten, kann der Therapeut, wenn er einen Teil der abnormen Muster nur an den wichtigsten Punkten ändert, im ganzen Körper die Spastizität reduzieren und die aktiven Bewegungen des Patienten lenken. Diese Punkte werden „Schlüsselpunkte der Kontrolle" genannt. Die Hauptschlüsselpunkte der Kontrolle liegen proximal, d. h. Nacken und Wirbelsäule, Schulter und Beckengürtel. Die Spastizität der Extremitäten kann von diesen proximalen Schlüsselpunkten beeinflußt und reduziert werden. Man kann auch proximal eine Reduzierung der Spastik durch einige distale Punkte erlangen, wie z. B. Zehen, Fußgelenke, Finger und Handgelenke.

Das wichtigste reflexhemmende Muster, das einem Beugespasmus im Rumpf und Arm entgegenwirkt, ist Streckung von Hals und Wirbelsäule und Außenrotation des Armes in der Schulter mit gestrecktem Ellbogen. Eine weitere Reduktion des Flexorenspasmus kann man durch zusätzliche Streckung des Handgelenks mit Supination und Abduktion des Daumens erreichen. Das wichtigste reflexhemmende Muster sowohl gegen Streck- als auch Beugespastik im Bein ist seine Abduktion mit Außenrotation und Extension von Hüften und Knien. Eine weitere Minderung der Extensorenspastizität kann durch Extension der Zehen und Fußgelenke mit Abduktion der Großzehe erreicht werden. Ein weiteres wichtiges reflexhemmendes Muster ist die Rotation des Schultergürtels gegen das Becken und umgekehrt. Dies sind nur einige wenige Beispiele vieler reflexhemmender Muster, die zur Minderung der Spastizität angewandt werden können. Sie müssen aber bei jedem Patienten entsprechend seinen abnormen Haltungsreaktionen variiert und angepaßt werden. Durch Herabsetzung der Spastik des Patienten und indem man ihm normalere „Haltungsmuster" für den Bewegungsbeginn gibt, verhindern reflexhemmende Muster die abnorme motorische Tätigkeit und bahnen gleichzeitig die normalere Bewegung. Die Hemmung abnormer Haltungsreflexaktivität wird sofort mit der Aktivierung des Patienten verbunden. Er soll eine bestimmte Bewegung, wie Aufstehen, Setzen, Umdrehen, Greifen usw., machen, während der Therapeut seine Haltungsreaktionen und den Tonus nur von Schlüsselpunkten aus kontrolliert. Auch – ohne vom Patienten eine willkürliche Bewegung zu verlangen – kann der Therapeut mit besonderen Techniken der Bahnung die automatische Anpassung seiner Haltung erwarten. Das bedeutet bei aktiven Bewegungen Gleichgewichts- und andere Schutzreaktionen.

Beim Gesunden sind die notwendigen verschiedenen Haltungsmuster, die Bewegung leicht und ökonomisch machen, automatisch. Wir drehen z. B. erst den Schultergürtel, wenn wir den Kopf drehen, um hinter uns zu blicken. Wenn wir von einem Stuhl aufstehen wollen, so richten wir zunächst unsere Beine und den Rumpf aus. Diese Haltungsmuster oder Anpassungen der Haltung ändern sich mit der beabsichtigten Bewegung – tatsächlich gehen sie ihr voraus. Aufgrund seines Zustandes ist der Hemiplegiker auf ein „statisches Haltungsmuster" beschränkt, das alle anderen, nicht zu ihm gehörenden Bewegungen verhindert. Um diese Bewegungen möglich zu machen, sollte man ihm „Haltungsmuster" geben, die diese Bewegung erleichtern, anstatt sie zu blockieren. Diese Erleichterungstechniken sind dazu bestimmt, spezifische normale motorische Antworten auf spezifische Behandlungstechniken zu erhalten.

Vom Anfang der Behandlung an muß der Spastiker lernen, seine Muskeln auf viele Arten und in vielerlei Kombinationen von Mustern zu gebrauchen, und dies kann er nur bei reduzierter Spastizität. Als Therapeuten müssen wir ihm ermöglichen, das verlorene normale Gefühl für funktionelle Bewegungen zu erfahren. Nur durch „Fühlen" einer normalen Bewegung mit normaler Anstrengung, die gering ist, kann er „lernen", wie sie ausgeführt wird.

Der Hemiplegiker wie der gesunde Mensch lernen nicht Bewegungen, sondern das „Gefühl" für die Bewegungen. Die sensorischen Erfahrungen des Patienten sind jedoch die Spastizität seiner Muskeln. Er *„fühlt"* die übermäßige Anstrengung, wenn er sich zu bewegen versucht. Seine Extremitäten empfindet er als schwer, aber trotz seiner Anstrengung fühlt er sich zu „schwach", sie zu bewegen. Er erfährt nur das Empfinden einer Haltung und ein sehr beschränktes Bewegungsausmaß seiner Gelenke. Bei der Behandlung ist es wichtig, dem Patienten soviel Gefühl wie möglich für normalen Muskeltonus, Haltung und Bewegung zu geben. Der Therapeut muß ihm daher manuell zu der Erfahrung verschiedener und normalerer Haltungen und Bewegungen verhelfen, und dies gegen den Hintergrund eines normaleren Haltungstonus.

Allgemein gesprochen, ist der Patient mit leichter oder mäßiger Spastik nicht zu „schwach", um sich zu bewegen. Mangel an Muskelkraft braucht nicht von Schwäche herzurühren, sondern vom Widerstand spastischer Antagonisten. Wird die Spastik letzterer reduziert, können sich die scheinbar „schwachen" Muskeln wirkungsvoll kontrahieren. DRACHMAN (1967) schreibt: „Erhöhter Tonus kann normale Bewegung weit mehr stören als die zugrunde liegende Schwäche." Für den Therapeuten ist daher Spastizität und Rigidität von größerer Wichtigkeit als die Hypotonie des Patienten mit Kleinhirnläsion oder die Schlaffheit eines „floppy" Kindes. Beim Spastiker ergibt die Kontraktion eines Muskels, weil eine Mitkontraktion besteht, nicht reziprok Entspannung seiner Antagonisten, ein typisches Zeichen von Spastik. Deshalb kann man sich bei der Behandlung von Spastikern nicht auf die reziproke Entspannung der spastischen Antagonisten verlassen, wenn man die Agonisten aktiviert.

Am bisher Gesagten sieht man, daß das Hauptproblem bei Patienten mit Läsionen des 1. motorischen Neutrons zweifach ist: abnorme Koordination und abnormer Haltungstonus. Zwei Hauptziele sollten bei der Behandlung verfolgt werden: nämlich die Reduzierung der Spastik und die Einführung selektiverer Bewegungsmuster, zur Vorbereitung sowohl automatischer als auch willkürlicher funktioneller Tätigkeit. Das Ziel der Behandlung, d. h. die dauernde Reduktion der Spastik, wird nur erreicht, wenn der Patient selektive Bewegungen ausführen kann. Dies wirde von TWITCHEL (1951) beobachtet: „Das nächste Ereignis bei der Wiedererlangung der Bewegung war die Fähigkeit, die Schulter, den Ellbogen, alle Finger oder das Handgelenk jeweils getrennt zu beugen. Diese Trennung von Elementen eines synergistischen Komplexes wurde nur stufenweise erreicht... Als sich Kraft und Gewandtheit weiterhin besserten, wurde ein Stadium erreicht, bei dem die Spastik abrupt nachließ, zuerst in Schulter- und Ellbogenmuskeln und später in den Beugern von Handgelenk und Fingern."

Bei schlaffen Patienten oder solchen mit *echter* Muskelschwäche muß die Haltungsaktivität erhöht werden. Dies wird durch taktile und propriozeptive Stimulation erreicht. Bei diesen Patienten müssen jedoch alle Reiztechniken mit großer Sorgfalt angewandt werden, da sie anstelle von normaler Tonussteigerung und normaler Muskelkoordination eine abnorme tonische Reflexaktivität hervorrufen können. Dies kann man durch sorgfältiges Abstufen der Stimulation, indem man reflexhemmende Muster gleichzeitig mit Reiztechniken anwendet, vermeiden, so daß die motorische Antwort auf den sensorischen Reiz kontrolliert und normal gehalten wird.

Es ist sehr wichtig, die Behandlung aufgrund einer guten Einschätzung der Bedürfnisse des einzelnen Patienten zu planen. Die Beurteilung sollte folgendes beinhalten:

1. Haltungstonus und Tonusänderung unter Reizung in verschiedenen Stellungen und Bewegungen,

2. Haltungs- und Bewegungsmuster,

3. funktionelle Fähigkeiten und Unfähigkeiten.

Dann wird ein Behandlungsplan aufgestellt, der die allgemeinen Ziele der Behandlung enthält, z. B.:

1. Muskeltonus herabsetzen, erhöhen und stabilisieren.

2. Welche Haltungsmuster oder Bewegungsreaktionen sollen gehemmt und welche erlangt und erleichtert werden?

3. Welches sind die funktionellen Fertigkeiten, für die der Patient vorbereitet werden soll und in welcher Reihenfolge und Art?

Die Wahl der tatsächlichen Muster und Behandlungstechniken, die bei jedem einzelnen Fall in bestimmten Behandlungsphasen angewandt werden, sind von der allgemeinen Beurteilung abgeleitet.

Behandlungstechniken

Die vielen Arten der Behandlung, die in diesem Kapitel beschrieben werden, sollen Vorschläge und Ideen sein, was man mit einem Patienten tun kann. Sie sollen nicht als eine Folge von Übungen oder Mustern angesehen werden, die man in der gegebenen Reihenfolge und für alle Patienten benutzt. Man muß sich immer vor Augen halten, daß das Ziel dieser Behandlungsart die Verbesserung der Bewegungsqualität auf der betroffenen Seite ist. Beide Körperseiten sollen letztlich so harmonisch wie möglich im Bereich der zerebralen Schädigung zusammenarbeiten. Deshalb hängt die Technik, die sich die Therapeutin aussucht, davon ab, was der einzelne Patient zuerst und am dringendsten braucht, um ihn zu einer möglichst normalen Wiederherstellung zu bringen. Die gewählte Behandlungstechnik muß dann mit dem Patienten ausprobiert und auf ihre Wirkung hin getestet werden, beides während derselben Behandlung. Die Wirkung zeigt sich – ob gut oder schlecht – in Veränderungen des Haltungstonus des Patienten, der motorischen Muster und in dem funktionellen Gebrauch als fortlaufende Antwort auf die Behandlung des Therapeuten. Nicht ein Muster oder eine Technik sollte für eine erwartete Reaktion verantwortlich gemacht werden. Wenn keine oder eine nachteilige Veränderung beobachtet wird, müssen die versuchten Verfahren abgebrochen werden. Es braucht aber nicht unbedingt die Technik oder das Muster sein, das ungeeignet ist; auch die Art und Weise kann es sein und wie es eingesetzt wurde, wenn der gewünschte Erfolg ausbleibt. Es kann davon abhängen, wieviel oder wenig man den Patient berührt und ihn hält, wie langsam er bewegt wird oder wie lange man auf eine Änderung wartet. Die Behandlung beinhaltet viel Experimentieren, und alles hängt vom dauernden Feedback zwischen Patienten und Behandler ab. Techniken sind „Werkzeuge" und deshalb austauschbar. Wir behandeln die „Reaktionen" des Patienten und werden dauernd von seiner Reaktion auf unsere Behandlung geleitet. Diese Art der Arbeit zeigt dem Therapeuten während der eigentlichen Behandlung die erreichte Wirkung. Daher weiß er, welche der vielen Techniken für eine Besserung verantwortlich ist und welche nutzlos oder sogar schädlich sind. Die ständige Anpassung der Techniken auf die Antwort des Patienten während der Behandlung spart Zeit, gibt bessere Endresultate und macht eine systematischere Behandlung möglich. Ferner gibt sie Hinweise, was bei einem bestimmten Patiententyp nützlich war, und zeigt, was eventuell bei Patienten mit ähnlichen Schwierigkeiten und Bedürfnissen ebenso nützlich und erfolgreich sein kann.

Die angewandten Techniken hängen von dem Stand der Wiederherstellung des Patienten ab oder dem Punkt, an dem der Rehabilitationsprozeß stehengeblieben ist. Diese Stadien können so definiert werden:

1. erstes schlaffes Stadium,
2. spastisches Stadium,
3. Stadium relativer Erholung.

Die Wiederherstellung des einzelnen Patienten kann in jedem dieser Stadien zum Stillstand kommen. Kann nicht sofort beim Entstehen einer Hemiplegie mit der Behandlung begonnen werden, so muß sie bei dem Wiederherstellungsstadium einsetzen, das der Patient erreicht hat. Man sollte daran denken, daß sich die drei Stadien überschneiden und nicht genau getrennt werden können. Ein gewisses Maß an Spastik kann bereits im schlaffen Stadium gefunden werden, oder der Patient kann einige ziemlich unabhängige Bewegungen der Extremität während der spastischen Phase haben. Darüber hinaus kann Spastik immer noch, sogar während der dritten Periode relativer Wiederherstellung, selektive Bewegungen stören, nämlich wenn sich der Patient für eine schwierige Aufgabe anstrengen muß.

Anfängliches schlaffes Stadium

Ein Schlaganfall bewirkt eine komplette und plötzliche Veränderung, bei der der Patient keine Zeit hat, sich langsam anzupassen. Der Patient ist vollkommen verwirrt und desorientiert. Die zwei Seiten seines Körpers liefern ihm verschiedene Empfindungen. Er ist sozusagen in zwei Hälften gespalten, und es gibt keinerlei Wechselwirkung zwischen der gesunden und der betroffenen Seite. Da auf der betroffenen Seite kein Gleichgewicht oder Armstütz vorhanden ist, hat der Patient große Angst, auf diese Seite zu fallen. Dies erhöht die Spastizität – sogar gesunde Leute werden steif, wenn sie zu fallen fürchten. All dies führt zu einer Negation der betroffenen Seite durch den Patienten und zu einer totalen Orientierung gegen die gesunde Seite: ein Ergebnis, das in der Behandlung korrigiert und nicht noch verstärkt werden sollte.

Die Behandlung sollte dem Patienen in der Frühphase helfen, Gewicht auf seine betroffene Seite zu nehmen und zu lernen, auch auf dieser Seite beim Sitzen und Stehen das Gleichgewicht zu halten. Die Behandlung sollte auch die bilaterale Funktion der Arme und des Rumpfes berücksichtigen, so daß die nötige Wechselwirkung der gesunden Seite mit der kranken Seite möglich wird.

Das anfängliche schlaffe Stadium wird bald nach dem Beginn der Hemiplegie gefunden und dauert von einigen Tagen bis zu mehreren Wochen oder sogar länger. Der Patient kann seine betroffene Seite nicht bewegen. Er hat den „Kontakt" mit der betroffenen Seite verloren; oft fühlt er seinen Arm und sein Bein nicht. Seine früheren Bewegungsmuster hat er eingebüßt. Selbst die der gesunden Seite reichen nicht aus, um den Aktivitätsverlust der betroffenen Seite zu kompensieren. Er muß jetzt seine gesunde Seite anders einsetzen und weiß nicht sofort, wie er dies tun soll. Auf der betroffenen Seite besteht in diesem Stadium keine Bewegungseinschränkung bei passiven Bewegungen. Obwohl noch keine Anzeichen von Spastik da sind, findet man eine gewisse Retraktion der Skapula mit etwas Widerstand gegen die passive Bewegung des Schultergürtels nach vorn. Die Finger und das Handgelenk sind leicht gebeugt; bei plötzlicher passiver Streckung kann man etwas Widerstand spüren. Auch kann leichter Widerstand gegen die volle Supination des Unterarms (und Handgelenks) vorhanden sein, wenn man sie mit gestrecktem Ellbogen ausführt. Man kann die ersten Zeichen der Spastizität fühlen, wenn der Fuß und die Zehen mit gestreckter Hüfte und Knie dorsal flektiert werden. Bei manchen Fällen besteht ein leichter Widerstand gegen die Pronation im Fuß.

Im Bett hat der Patient folgende Lage: Der Kopf neigt sich leicht zur betroffenen Seite, die Schulter und der Arm sind zurückgezogen. Der Ellbogen ist in diesem Stadium noch gestreckt. Der Unterarm ist in Pronation (diese Pronation entspricht der Eversion). Das Bein ist meist gestreckt und außenrotiert, der Fuß plantar flektiert und oft leicht supiniert (die Supination entspricht der Inversion). Einige Patienten, gewöhnlich die sehr alten oder die ganz schwer betroffenen, liegen mit gebeugtem und abduziertem Bein und supiniertem Fuß im Bett. In allen Fällen ist die ganze betroffene Seite leicht nach hinten gedreht.

Der Patient kann sich nicht zur gesunden Seite umdrehen, nicht ohne Unterstützung sitzen und nicht stehen oder gehen. Er tendiert dazu, gegen die betroffene Seite zu fallen, da ihm die Orientierung zur Mittellinie fehlt. Letzteres ist ein interessantes Phänomen, denn normalerweise würde ihn die Aktivität der gesunden Seite vor dem Fallen bewahren. Man kann es jedoch dadurch erklären, daß die gesunde Seite nicht „weiß", was auf der kranken Seite passiert, da ja kein Wechselspiel mehr zwischen ihnen stattfindet und die Empfindungen jeder Seite verschieden sind.

Solange nur ein Tonusmangel und keine Spastizität besteht, sind keine assoziierten Reaktionen beim Bewegen der gesunden Extremität vorhanden.

Pflege als Vorbereitung zum Umdrehen, Aufsetzen, Aufstehen und Gehen

In der ersten Phase spielt das Pflegepersonal eine wichtige Rolle bei der Rehabilitation des Patienten. Besonders während er noch im Bett liegt oder an einen Stuhl gefesselt ist und sehr viel Pflege braucht. In dieser Zeit kann man viele Fehler bei der Handhabung des Patienten machen, die dann später eine ungünstige Auswirkung auf die Wiederherstellungschancen und die Behandlung haben. Bei adäquater Lagerung und Handhabung des Patienten kann man eine übermäßige Erhöhung der Spastizität, Kontrakturen, den Schulterschmerz und das Schulter-Hand-Syndrom, die Retraktion des Schultergürtels und des Beckens und die Ablehnung der betroffenen Seite vermeiden.

Krankengymnastik und Pflege sollen sich gegenseitig ergänzen. In diesem frühen Stadium kümmert sich das Pflegepersonal den ganzen Tag um den Patienten, die Krankengymnastin dagegen ist jeden Tag nur eine kurze Zeit bei ihm.

Krankengymnastik und Pflege überschneiden sich. Die Krankengymnastin bringt dem Patienten bei, wie er sich wieder bewegen kann. Das Pflegepersonal kann dazu beitragen, daß der Patient die gesteckten Ziele erreicht, dadurch daß es ihn im Frühstadium richtig lagert und handhabt. Die Krankengymnasten und die Beschäftigungstherapeuten können ihrerseits den Schwestern helfen, indem sie dem Patienten etwas Unabhängigkeit verschaffen und damit ihre Last erleichtern.

Kooperation ist wünschenswert, man könnte sagen lebenswichtig. Sie kann durch gute Kommunikation zwischen den verschiedenen Dienstleistungen und den Schwestern erreicht werden, die die speziellen Probleme hemiplegischer Patienten verstehen. Diese Probleme unterscheiden sich nicht nur von den Patienten ohne Hirnschädigung, sondern auch von einem Hemiplegiker zum anderen. Viele Probleme sind ähnlich bei allen Hemiplegien, aber nicht alle Patienten sind im selben Ausmaß betroffen oder in derselben Weise. Das sensorische Defizit verschiedener Grade, verschiedene Tonusqualitäten, das Alter des Patienten, seine Ängstlichkeit und Unsicherheit, Verwirrung, geistiger und emotionaler Zustand und die Sprache, all das verursacht verschiedene individuelle Probleme. Der Zustand des Patienten ändert sich mit der Behandlung und bildet sich oft spontan zurück. Wenn sich die Fähigkeiten des Patienten entwickeln, tauchen wieder andere Probleme auf. Indem die Krankengymnastin verschiedenen Teilen des Körpers Hilfe und Unterstützung gibt, ermöglicht sie dem Patienten, aktiv teilzunehmen, wenn er bewegt wird. Dadurch lernt er, sich ohne Hilfe zu bewegen. Zuerst und manchmal unglücklicherweise für länger kann der Patient nur Teile einer Bewegungsfolge ausführen. Er kann sich z. B. nur teilweise im Bett umdrehen, nur z. T. aufstehen, z. T. vom Bett aus aufstehen oder von einem Stuhl usw. Der Patient muß alle Bewegungen wieder neu erlernen, oft sogar auf der nicht betroffenen Seite, da die gesunde Seite jetzt anders eingesetzt wird, um sich dem Verlust der betroffenen Seite anzupassen. Das kann der Patient nicht schnell lernen, genausowenig wie er schnellen Bewegungen, die die Krankengymnastin mit ihm macht, aktiv folgen kann. Man muß ihm genügend Zeit lassen, um zu kooperieren, wenn man ihn bewegt. Viele Wiederholungen derselben Bewegungen sind nötig. Es passiert viel zu oft, daß der Patient zu schnell und ohne seine aktive Mithilfe bewegt wird. Zur selben Zeit wird von ihm erwartet, daß er so schnell als möglich sich anzieht, aufsteht, gehen und unabhängig werden lernt, und dies ohne allmähliche und systematische Vorbereitung, die ihm diese Unabhängigkeit erreichen hilft.

Die Handhabung des Patienten durch die Schwestern sollte sich nicht von der Handhabung seitens der Krankengymnastin im frühen Stadium unterscheiden. Bestehen darin merkliche Unterschiede, so würde der Patient neu gelernte Bewegungen nicht behalten können und sie schon gar nicht ins tägliche Leben übertragen.

Natürlich muß man anerkennen, daß das Pflegepersonal seine Schwierigkeiten hat, obwohl auch viel vom Krankenhaus abhängt. Häufig gibt es zu wenig Schwestern. Sie sind überarbeitet und immer in Eile; das vermindert jegliche aktive Kooperation mit dem Patienten. Er muß jedoch so aktiv wie möglich sein, wenn er bewegt wird, als Vorbereitung zum späteren Bewegen ohne Hilfe. Wird er von zwei Schwestern betreut, wenn sein Bett gemacht wird oder wenn er in einen Stuhl gehoben wird, so hat er keine Chance zu helfen, selbst wenn er es wollte oder dazu gebracht werden könnte. Deshalb wäre es für den Patienten besser, wenn er nur von einer Schwester betreut und ermuntert würde, ihr zu helfen. Dies nimmt zwar etwas mehr Zeit in Anspruch, als wenn ihn zwei Schwestern zusammen pflegen. Soweit es das Personal betrifft, käme es auf dasselbe heraus, da sich die zweite Schwester schon mit einem anderen Patienten beschäftigen könnte. Wird der Patient zu Hause gepflegt, muß man unbedingt den Verwandten beibringen, den Patienten allein zu handhaben, wie es im Kapitel „Lagerung und Bewegen des hemiplegischen Patienten" (s. S. 80) beschrieben wird.

Zusammenarbeit zwischen Schwestern und Therapeuten

Um eine gute Zusammenarbeit zu erreichen, sollte der Therapeut die Schwester von Zeit zu Zeit über den Fortschritt des Patienten informieren und berichten, was dieser mit einem Minimum an Hilfe gelernt hat. Der Therapeut sollte der Schwester auch zeigen, wie er den Patienten handhabt und welche Änderungen sich in der Behandlung ergeben. Die Schwester sollte dann dem Patienten genauso helfen, wie er es von der Krankengymnastin gewohnt ist, aber nur wann und wo es unbedingt nötig ist. Es wäre von Vorteil, wenn die Schwester zusammen mit der Krankengymnastin eine erste Prüfung der Fähigkeiten und Unfähigkeiten des Patienten vornehmen würde und dann ab und zu bei Behandlungen zugegen wäre. Diese Zusammenarbeit würde das Pflegepersonal viel mehr in die wirkliche Rehabilitation des Patienten mit einbeziehen und ihre Arbeit viel lohnender gestalten und weniger zur Routine werden lassen.

Spezielle Pflegeprobleme der Hemiplegien

Neben den rein medizinischen Gesichtspunkten wie Herztätigkeit, Atmung und Kreislauf bestehen spezielle Probleme bei der Pflege der Hemiplegiker, die die Pfleger betreffen und die von ihnen verstanden werden sollten:

1. *Der Körper des Patienten ist scheinbar in zwei Hälften geteilt;* die eine hat nichts mit der anderen zu tun. Der Patient fühlt den betroffenen Arm oder das Bein gar nicht, aber er empfängt, selbst wenn kein oder nur ein geringes sensorisches Defizit besteht, abnorme Sensationen von seinen spastischen Muskeln und unbeweglichen Gelenken. Der psychologische Effekt dieser „Teilung" zeigt sich darin, wie der Patient von der betroffenen Seite wegsieht, und in seiner „Ablehnung" des betroffenen Armes und Beines.

2. *Der Haltungstonus der beiden Seiten ist verschieden.* Zuerst ist der Patient schlaff und erscheint zu schwach, um den Arm oder das Bein zu bewegen. Bei einigen Fällen dauert das nur wenige Tage, bei anderen längere Zeit. Die Schlaffheit betrifft mehr und für längere Perioden den Arm als das Bein. Früher oder später entwickelt sich die Spastizität, und er wird zu steif, um sich zu bewegen. Die Spastizität verstärkt sich, wenn sich der Patient anstrengt, wenn er aufgeregt wird, wenn er sich mitteilen möchte, aber nicht sprechen kann, und wenn er Angst hat. Spastizität zeigt sich in bestimmten abnormen Haltungsmustern, z. B. in Beugung und Retraktion des Armes und in Streckung des Beines mit einer Rückdrehung des Beckens. Wird die Spastizität stark, kann sie Kontrakturen verursachen und stört auf immer die Fähigkeit des Patienten, sich zu bewegen. Beispielsweise hindert sie ihn daran, das Knie zu beugen und die Ferse beim Gehen auf den Boden zu bekommen, oder sie läßt den Fuß knicken. Der Patient kann den Arm nicht heben, den Ellbogen und das Handgelenk nicht strecken oder seine Hand und die Finger nicht zum Greifen öffnen. Durch spezielle Lagerung des Patienten im Bett oder beim Sitzen im Stuhl kann das Pflegepersonal mithelfen zu verhindern, daß sich abnorme Haltungsmuster etablieren. Die Lagerung verhindert spastische Muster und hilft die potentielle Funktion des Patienten zu erhalten oder sogar wieder zu erweitern.

3. *Der Patient weiß nicht mehr, wie man sich bewegt.* Er muß wieder lernen, wie man sich im Bett umdreht, wie man sich aufsetzt und wieder hinlegt, wie man aufsteht, steht und geht. Der Patient ist konfus und weiß oft nicht, wie er seine normale Seite einsetzen soll, um den Bewegungsverlust der kranken Seite wettzumachen. Er „kennt" seine kranke Seite nicht mehr und weiß nicht mehr, wie er sie gebrauchen soll. Er hat kein oder nur wenig Gleichgewicht und hat Angst, zur kranken Seite zu

fallen. Diese „Fallangst" ist eines der größten Probleme, nicht nur in der Frühphase, sondern später noch mehr, wenn der Patient steht und geht. Deshalb sollen die Schwestern, die Krankengymnastin und die Verwandten des Patienten immer auf der geschädigten Seite sein, wenn sie ihm helfen, und nicht – wie es gewöhnlich passiert – auf seiner gesunden Seite. Diese Seite kann er ohne Hilfe selbst einsetzen. Indem man auf der betroffenen Seite steht, kann man ihm helfen, sein volles Gewicht darauf zu lasten und sein Gleichgewicht zu verbessern. Steht man dagegen auf der gesunden Seite des Patienten, kann man ihm nicht helfen, wenn er das Gleichgewicht verlieren sollte und zu fallen droht.

Jede Bewegung, die die Schwester mit dem Patienten übt, ist ihm neu. Er muß lernen, sich anzupassen und mit jeder neuen Situation fertigzuwerden. Wie schon erwähnt, kann er dies nicht schnell tun und muß sich in der Tat an jedes „Stadium" der Bewegung gewöhnen. Er sollte weder hastig von der Schwester bewegt werden, noch sollte er passiv sein, wenn er von einer Lage in die andere bewegt wird. Er sollte Zeit und Gelegenheit bekommen, aktiv den Bewegungen zu folgen, die mit ihm geübt werden. Die Krankengymnastin muß herausfinden, wann und wo Hilfe und Unterstützung nötig und noch wichtiger – wo sie nicht nötig ist. Die Schwester wird herausfinden, daß der Patient oft mehr tun kann als sie erwartet, wenn er die notwendige, aber minimale Hilfe im rechten Moment und an der richtigen Stelle bekommt.

4. *Die drei vorhergehenden Punkte* – ein scheinbar geteilter Körper, verschiedener Haltungstonus auf jeder Seite, Unkenntnis der Bewegungsmuster – kombiniert erzeugen im Patienten für lange Zeit die Angst zu fallen, selbst wenn er mit Hilfe eines Stockes gehen kann. Die Schwierigkeiten im Gleichgewicht kann man sogar schon im Liegen und Sitzen sehen. Im Sitzen und Stehen wird keinerlei Gewicht auf die betroffene Seite genommen. Die Seitbeugung des Halses und des Rumpfes gegen die kranke Seite, zusammen mit der Unfähigkeit des Patienten, sich mit dem betroffenen Arm abzustützen, lassen ihn leicht zu dieser Seite hin fallen.

Lagerung und Bewegen des hemiplegischen Patienten
(für Schwestern und Krankengymnasten)

Arm und Kopf

Lage im Bett: Der Patient liegt auf dem Rücken.

Zur *Verhütung der Schulterretraktion:* Lege den ausgestreckten Arm auf ein Kissen neben den Körper, das etwas höher als der Rumpf ist. Lege die ausgestreckte Hand auf ein Kissen oder, besser, supiniert gegen die Außenkante des Kissens.

Wichtig: Lege den Kopf zur gesunden Seite. Die Schulter auf das Kissen, das den Arm unterstützt, so weit nach vorn wie möglich (Abb. 30a).

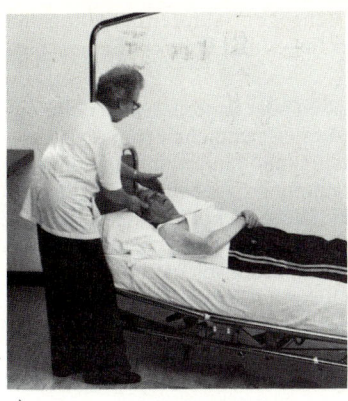

a)

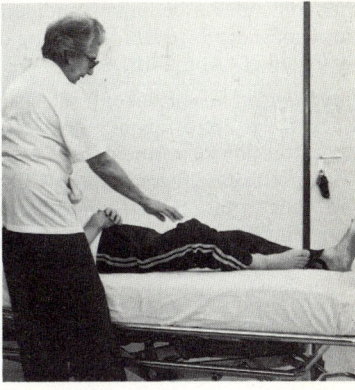

b)

Abb. 30a–c a) Neigen des Kopfes seitlich zur gesunden Seite. Die Schulter
wird gut nach vorn gebracht. b) So
sollte das Bein niemals liegen. Beachte:
Beuge-Abduktions-Muster der Hüfte
und des Knies, Supination im Fuß.
c) Das Becken wird angehoben und die
Außenseite des Oberschenkels mit einem Kissen unterstützt. Damit erreicht
man eine gute Lagerung des Beines

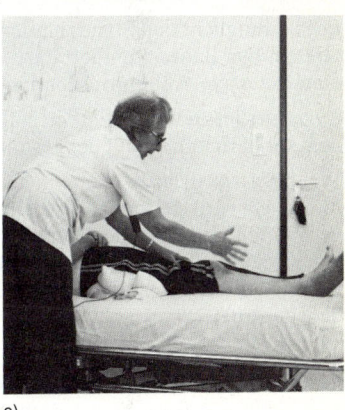

c)

Becken und Bein

Man braucht verschiedene Lagerungen für die Patienten mit oder ohne
Extensorenspastizität.

*1. Patienten mit Beugetendenz des Beines und Mangel an Extensoren-
tonus*

Diese Patienten sind zu Anfang eher schlaff als spastisch, häufig infolge
eines sehr schweren Schlaganfalles. Bei einigen Fällen von Senilität sind
sie ohne Blasen- und Mastdarmkontrolle.

Die Tendenz zur Beugung ist für die Rehabilitation gefährlich. Kann
sich das Beugemuster fest etablieren und entwickeln sich Kontrakturen,
dann hat dieser Patiententyp nicht genügend Extensorentonus, um ihm
das Aufstehen zu ermöglichen, zu stehen oder zu gehen. Deshalb muß

man folgendes unbedingt vermeiden: Beugekontrakturen der Hüfte und des Knies; die Supinationsstellung des Fußes und Druckstellen am Unterschenkel (Abb. 30 b).

Lagerung im Bett: Rückenlage. Ein Kissen oder Sandsack wird unter das Becken der betroffenen Seite gelegt, um es anzuheben (um eine Beckenretraktion zu vermeiden). Das Kissen muß lang genug sein, um der Außenseite des Oberschenkels Unterstützung zu geben. Das verhindert die Außenrotation des Beines. Es darf jedoch nicht über die Mittelstellung hinausgehen, d. h. eine Innenrotation bewirken (Abb. 30 c). Ergibt sich zuviel Extension oder Supination im Sprunggelenk, muß ein Brett gegen den Fuß getan werden, um die Dorsalflexion und die Pronation zu erreichen.

2. *Patienten mit früher Entwicklung von Extensorenspastizität und Supination im Fuß.*

Dies ermöglicht den Stand, hindert jedoch die Beugung des Knies beim Gehen. Der Patient tendiert dazu, das Becken zurückzuziehen. Das ruft eine exzessive Außenrotation im Bein hervor.

Lagerung im Bett: Der Pateint sollte nicht dauernd auf dem Rücken liegen, sondern lernen, auf der gesunden sowie der kranken Seite zu liegen.

Wie bei 1. wird das Becken mit einem Sandsack oder Kissen unterstützt und nach vorn gebracht. Um eine exzessive Extensorenspastizität zu vermeiden, braucht der Patient eine Unterstützung in Form eines Schaumgummikissens unter dem Knie, damit dieses leicht gebeugt ist. Kein Brett unter dem Fuß, da der Patient nur mit den Zehen nach unten dagegentritt.

Bewegungen, um den Patienten auf die Seite zu drehen

Die folgenden Bewegungen sollen zuerst mit der Krankengymnastin in der Behandlung geübt und dann von den Schwestern benutzt werden. Das Umdrehen wird mit dem Oberkörper begonnen. Dazu muß der Patient zunächst lernen, den betroffenen Arm mit dem gesunden zu heben und die Hände zu falten (d. h. Finger ineinander). Dann sollte er seine gefalteten Hände mit gestrecktem Ellbogen zur Horizontalen heben und, wenn möglich, über den Kopf. Von dort soll er zuerst die Arme zur einen und dann zur anderen Seite hin bewegen (Abb. 31 a). Das Umdrehen zur gesunden Seite sollte mit den Armen und dem Rumpf beginnen (Hände gefaltet). Dabei braucht der Patient, wenn überhaupt, nur minimale Hilfe, um das Becken zu drehen und das betroffene Bein zur gesunden Seite hin zu bewegen (Abb. 31 b). Liegt er auf der gesunden Seite, sollte die Schulter der betroffenen Seite gut nach vorn gebracht werden, der Arm auf einem Kissen unterstützt sein und im Ellbogen gestreckt. So kann das Kissen von beiden Armen „umarmt" werden. Sich

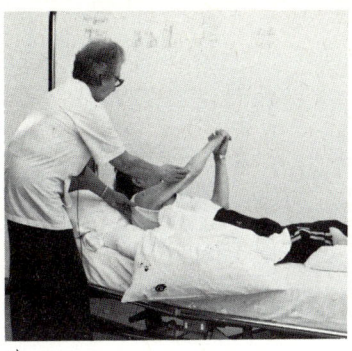

a)

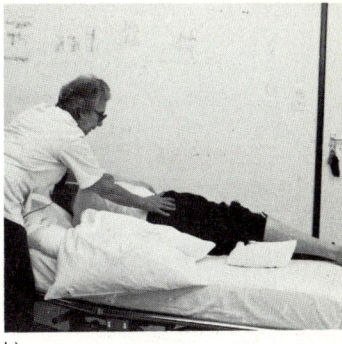

b)

Abb. 31 a–c a) Mit gefalteten Händen dreht sich der Patient zur Seite. Beachte: Die Schulter wird dabei nach vorn gebracht. Das Knie wird durch ein kleines Kissen in leichter Beugung gehalten. b) Das Becken wird nach vorn bewegt c) Drehen zur betroffenen Seite, Schulter gut vorn. Beachte: Außenrotation des gestreckten Armes.

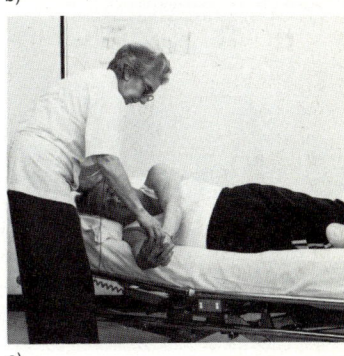

c)

nach der betroffenen Seite hin umzudrehen, ist für den Patienten einfacher als sich zur gesunden Seite zu drehen. Er braucht vielleicht gar keine Hilfe, da er den gesunden Arm und das Bein zum Umdrehen einsetzen kann. Liegt der Patient auf der betroffenen Seite, muß man die betroffene Schulter gut nach vorn bringen: Der Arm befindet sich damit in Außenrotation und im Ellbogen gestreckt (Abb. 31 c).

Gebrauch der Bettschüssel

Falls nötig, hilft die Schwester dem Patient das betroffene Bein zu beugen und den Fuß flach auf das Bett zu stellen. Dann beugt der Patient das gesunde Bein und setzt diesen Fuß parallel und nahe zum kranken. Die Schwester fixiert beide Füße mit einer Hand und läßt den Patienten das Becken heben. Dann schiebt sie die Bettpfanne unter das Becken. Der Patient soll seine Beine gebeugt halten. Falls der betroffene Fuß nicht in dieser Stellung bleibt und wegrutscht, kann ihn der Patient mit dem gesunden Fuß fixieren (Abb. 32 a).

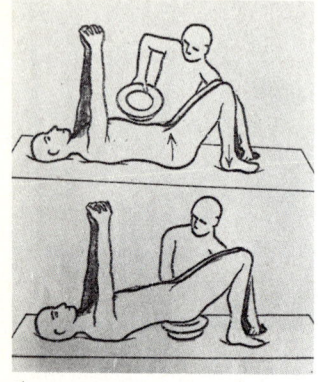

a)

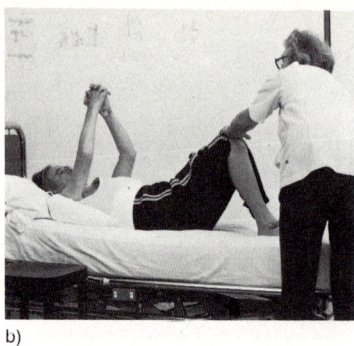

b)

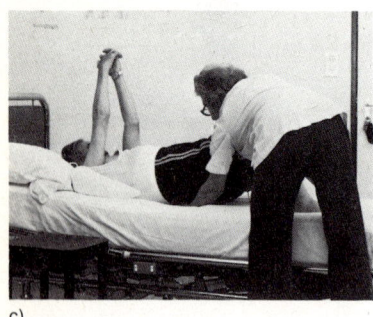

c)

Abb. 32 a–c a) Der Patient hebt das Becken, der Therapeut fixiert die Füße. b) Fixation des Fußes des Patienten durch Druck auf das gebeugte Knie des hemiplegischen Beines c) Heben des Beckens, um den Patienten im Bett nach oben zu bringen

Wenn der Patient nach unten rutscht, stößt er sich selbst wieder nach oben. Mit Hilfe der Schwester macht der Patient die oben beschriebenen Bewegungen wie beim Benützen der Bettschüssel. Die Füße, die nahe an das Becken herangezogen wurden, werden von der Schwester gehalten. Sie sagt ihm nun, er solle sich gegen das Kopfende hin hochschieben. Der Patient findet dies eventuell sehr schwierig. Dann sollte die Schwester den kranken Fuß mit einer Hand fixieren und ihm unter der Schulter mit der anderen mithelfen. Dies tut sie am besten, indem sie ihre Hand unter seine Achsel legt und zur selben Zeit die Schulter hoch und nach vorn hebt. Sie kann auch sein Becken heben und ihm so helfen, sich nach oben zu stoßen (Abb. 32 b und c).

Vom Umdrehen zum Sitzen an der Bettkante

1. Über die gesunde Seite. Wie vorher beim Umdrehen beschrieben, fängt der Patient mit zusammengefalteten Händen an und stützt sich auf den gesunden Unterarm, während er das gesunde Bein über die Bett-

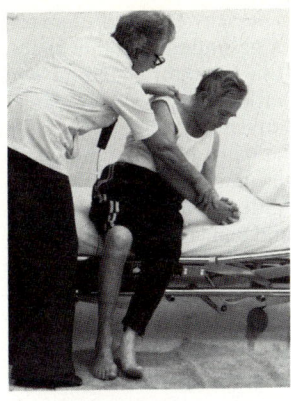

a)

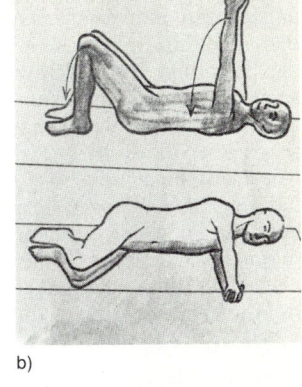

b)

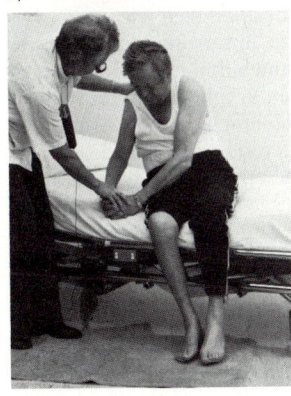

c)

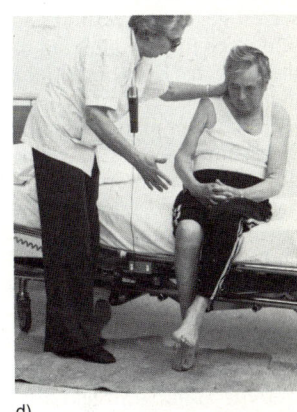

d)

Abb. 33a–e a) Aufsetzen über die gesunde
Seite. Beachte: Halte die betroffene Schulter
und den Arm gut nach vorn. b) Der Patient dreht
sich in die Seitlage, die Knie soll er zusammen-
halten. c) Aufsetzen über die betroffene Seite,
Hände gefaltet. d) Der Therapeut oder die
Schwester neigt den Kopf des Patienten zur gesunden Seite. e) Der Therapeut bewegt die
Schulter und den gestreckten Arm nach vorn.
Der Patient stützt sich mit dem gesunden Arm
ab

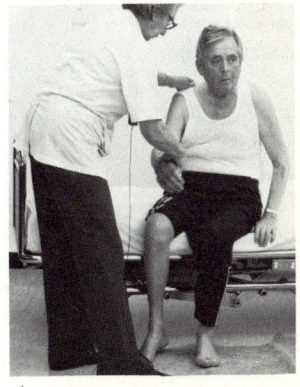

e)

kante in eine halbsitzende Stellung bringt. Die Schwester hilft ihm sich aufzusetzen, indem sie seinen Kopf von der gesunden Seite hochhebt, d. h. zur kranken Seite. Gleichzeitig bewegt sie mit ihrer anderen Hand das betroffene Bein nach vorn über die Bettkante. Der Patient sollte seine Hände gefaltet lassen (Abb. 33 a). Manche Patienten brauchen nicht die Hilfe der Krankengymnastin, um das betroffene Bein zum Aufsitzen über die Bettkante zu bringen, wenn ihnen zuerst beigebracht worden ist, beide Beine von einer Seite zur anderen zu bewegen. Mit gefalteten Händen fangen sie an den Rumpf und dann das Becken zu drehen. Die Füße sind auf dem Bett und beide Knie beim Umdrehen zusammen. Dies ist auch eine gute Übung für die Patienten, die immer noch die Hilfe der Krankengymnastin benötigen, um das betroffene Bein über die Bettkante zu bringen (Abb. 33 b).

2. *Über die kranke Seite.* Dies ist zwar etwas schwieriger für den Patienten, aber es ist eine viel bessere Übung für ihn als das Drehen und Aufsetzen gegen die gesunde Seite. Der Patient dreht sich wie vorher beschrieben um. Liegt er auf der kranken Seite, unterstützt die Schwester die Seite des Kopfes auf der kranken Seite und hilft ihm den Kopf gegen die gesunde Seite zu heben und sich auf den kranken Unterarm abzustützen (oder er kann selbst den Kopf mit seinem gesunden Arm gegen die gesunde Seite hin ziehen). Mit ihrer anderen Hand unter der Achsel des Patienten unterstützt die Schwester die betroffene Schulter. Zuerst darf der Patient seinen gesunden Arm als zusätzliche Unterstützung benutzen; dies kann er mit oder ohne gefaltete Hände tun (Abb. 33 c u. d). Dann hilft ihm die Schwester das betroffene Bein über die Bettkante zu bringen. Während der Patient sein gesundes Bein über die Bettkante bringt, hebt die Schwester seinen Kopf weiter von der betroffenen zur gesunden Seite und somit zum Sitzen (Abb. 33 e). Wenn der Arm des Patienten nicht zu spastisch ist, dann hält oder legt die Schwester die betroffene Hand gestreckt auf das Bett, so daß der Patient den Ellbogen streckt. Während dieser Phase brauchen die Hände nicht gefaltet zu sein, so daß der gesunde Arm frei ist, um bei der Aufrichtung des Rumpfes zu helfen.

Vom Sitzen zum Hinlegen

Die Schwester hält die kranke Hand des Patienten; sein Arm ist außenrotiert und diagonal in Schulterhöhe nach vorn gestreckt. Der Patient legt sich langsam hin; dabei stützt er sich mit dem gesunden Arm. Auf diese Weise verhütet die Schwester eine Retraktion der Schulter und die Beugung des betroffenen Armes. Dann hebt der Patient das gesunde Bein auf das Bett. Wenn überhaupt möglich, sollte er nun das betroffene Bein im Knie beugen und aufs Bett heben. Die Schwester hilft etwas, indem sie es unter dem Knie hebt. Er sollte nie das betroffene Bein mit dem gesunden heben. Dies ist in den meisten Fällen unnötig und sogar

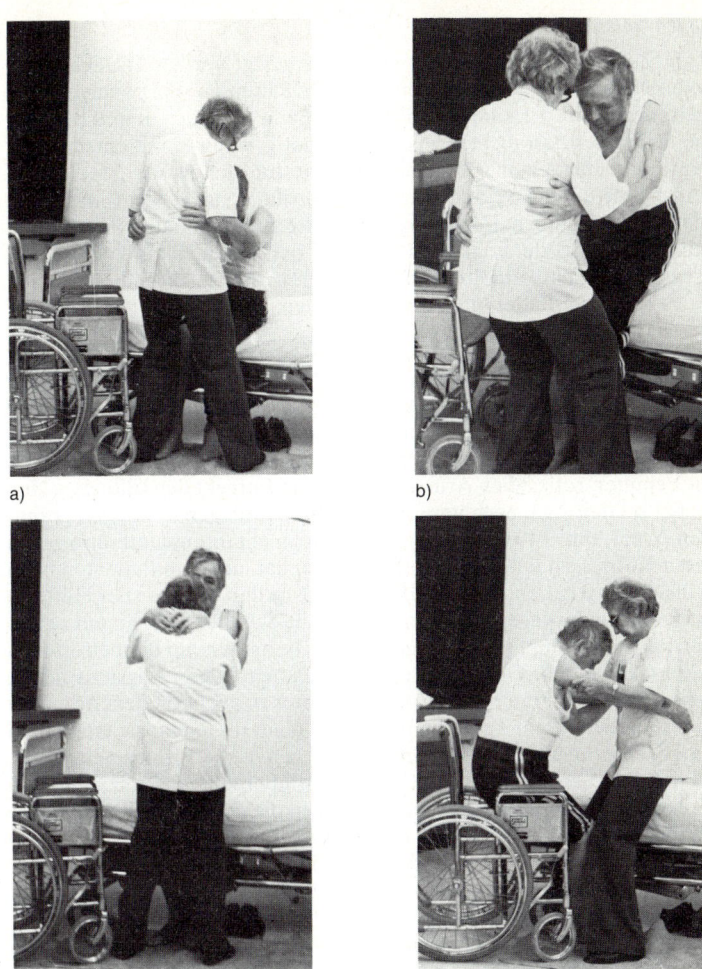

Abb. 34 a–d   a) Patient im Sitz. Ehe er aufsteht, wird der betroffene Arm des Patienten um die Taille des Therapeuten gelegt. b) Der Patient steht auf, indem er den Rumpf in den Hüften gut nach vorn bewegt. c) Der Patient steht auf; seine Arme liegen um den Hals des Therapeuten. d) Aufstehen aus dem und Hinsetzen in den Rollstuhl

schädlich. Der Patient sollte gar nicht erst die Gewohnheit annehmen, das Bein passiv mit dem gesunden zu bewegen, sondern so früh als möglich lernen, es aktiv zu heben.

Sitzen und Aufstehen

Zum Stehen sollte vor das Bett eine Matte gelegt werden. Die Schwester sollte niemals auf der gesunden Seite des Patienten sein, wenn er sitzt, steht oder geht. Er kann seine gesunde Seite gebrauchen und benötigt die Schwester dort nicht: Es ist ganz unnötig, wenn er mit einem Stock geht. Die Hilfsperson sollte entweder vor ihm stehen oder, besser, auf seiner betroffenen Seite. Das ermöglicht ihr, sein Gewicht im Sitzen, Stand oder Gehen auf die betroffene Seite zu bringen und ihn in einen Stuhl zu setzen oder vom Stuhl aufs Bett zu bringen. Nimmt der Patient sein Gewicht auf seine betroffene Seite, wird er nach und nach seine Angst vor dem Fallen überwinden können.

Vom Sitzen zum Stand

Der Patient sitzt auf dem Bett. Die Schwester steht vor ihm. Um sich festzuhalten legt der Patient seinen gesunden Arm um ihre Taille. Dann nimmt sie den betroffenen Arm und hebt, mit einer Hand in der Achsel, die Schulter, rotiert den Arm nach außen und streckt den Ellbogen. Nun bringt sie den Arm nach vorn und auf ihre Hüfte genau wie den gesunden Arm (Abb. 34 a). Sie fixiert seinen Arm mit ihrem Unterarm gegen ihren Körper, so daß sie beide Hände frei hat, um dem Patienten beim Aufstehen zu helfen. Ehe er aufsteht, hilft sie ihm, sich von der Hüfte an nach vorn zu bewegen, da er dazu neigt, die Schulter nach hinten zu ziehen und den Rumpf nach hinten zu legen, besonders auf der betroffenen Seite (Abb. 34 b). Gewöhnlich hat der Patient sogar Angst zu fallen, wenn jemand vor ihm steht. Auch befürchtet er, zur betroffenen Seite zu fallen. Diese Furcht kann die Schwester mildern, indem sie eine Hand unter seine Schulter legt und ihn leicht gegen die betroffene Seite zieht, so daß die betroffene Hüfte das Gewicht übernehmen muß. Mit ihrer anderen Hand neigt sie seinen Kopf gegen die gesunde Seite, denn das Fallen gegen die kranke Seite geht im allgemeinen vom Kopf aus (von der Kopfhaltung). Dieser laterale Gegendruck an der Kopfseite verhindert ein Fallen zur betroffenen Seite. Beim Setzen sollte der Patient den Kopf hochhalten und die Schwester ansehen, nicht nach unten. Kann der Patient dies tun, dann sollte er diese Position, d. h. Sitzen, ohne sich nach hinten zu lehnen, ausnutzen, um den gesunden Fuß auf den Boden zu bringen, dann den kranken und um dann aufzustehen. Braucht er Hilfe für den betroffenen Fuß, so sollte die Schwester das Bein über dem Knie nach unten drücken. Sollte der Fuß, wenn er auf dem Boden ist, die Tendenz haben, wieder nach oben zu ziehen, dann kann die Schwester zunächst ihren Fuß leicht daraufsetzen. Steht der Patient, so kann sie ihre Hand, die auf seiner gesunden Seite ist, auf seinen Rücken legen und die Lendenwirbelsäule nach vorn bringen. So werden die Hüften gestreckt und ermöglichen es sich gerade hinzustellen. Zunächst darf er sich mit den Oberschenkeln am Bett anlehnen.

Anstatt die Hände des Patienten an der Hüfte zu haben, kann man sich den betroffenen Arm auch auf die Schulter heben. Dabei hält der Patient seine betroffene Hand mit der gesunden. Er soll sich gut im Rumpf nach vorn lehnen und so aufstehen wie vorher erklärt (Abb. 34c).

Kann er einen Moment stehen, ohne sich am Bett anzulehnen, dann kann ihn die Schwester gegen seinen Rollstuhl hin drehen. Sie fängt mit dem Oberkörper an, wobei sie ihn gut unter der Schulter und am Rücken auf der gesunden Seite abstützt. Der Rollstuhl sollte so gestellt werden, daß nur eine Vierteldrehung nötig ist. Beim Hinsetzen muß man den Oberkörper des Patienten nach vorn halten, bis er tatsächlich sitzt.

Aufstehen vom Stuhl

Die Schwester steht vor dem Patienten. Sie nimmt, wie beschrieben, beide Hände nach vorn und bringt den Oberkörper genauso nach vorn wie beim Aufstehen vom Bett. Die Knie sollten in Mittellinie zusammen sein, die Füße parallel im rechten Winkel zu den Knien. Der betroffene Fuß sollte nicht vor dem gesunden stehen, zumindest nicht weit vor ihm, da er sonst kein Gewicht aufnimmt. Sollte der Patient versuchen, den betroffenen Fuß vom Boden zu heben, kann die Schwester ihren eigenen Fuß leicht daraufstellen. Sie sollte etwas Druck auf das betroffene Knie geben, ehe er aufsteht, um ihm das Gefühl der Gewichtsübernahme zu vermitteln. Sie nimmt dazu die Hand, die auf der gesunden Seite ist. Dann nimmt sie ihre Hand vom Knie, unterstützt damit den Rücken in der Lendengegend und bringt seinen Rumpf nach vorn. Der Kopf des Patienten sollte nicht nach vorn geneigt sein, sondern er soll die Schwester ansehen. Sie drückt dann ihre Knie gegen die Knie des Patienten und hilft ihm, in derselben Weise aufzustehen, wie sie ihm geholfen hat vom Bett aufzustehen (Abb. 34d).

Patient im Rollstuhl

Besonders während des ersten schlaffen Stadiums neigt der Patient im Rollstuhl dazu, nach der betroffenen Seite hin zu fallen. Der Schultergürtel und der Rumpf der betroffenen Seite fallen oder ziehen nach unten und hinten. Auch der Kopf zieht zur Seite der betroffenen Hälfte. Wird dies nicht korrigiert, dann kompensiert der Patient später diese Tendenz, indem er mit dem ganzen Gewicht auf der gesunden Seite sitzt, sich immer krampfhaft am Stuhl festhält und nur zu der gesunden Seite hin sieht. Das ist für die Rehabilitation der betroffenen Seite ganz unvorteilhaft, ebenso für die Gewichtsübernahme und das Gleichgewicht, und sollte deshalb schon ganz früh beim Sitzen verbessert werden.

Der Stuhl sollte eine Armlehne haben, die breit genug ist, den Arm bequem zu unterstützen, ohne daß er nach innen oder außen herunterrutscht. Die Armlehne sollte auch lang genug sein, damit der Arm so

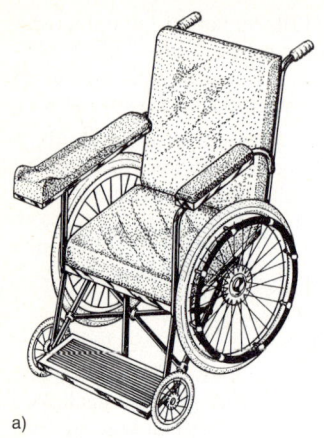

a)

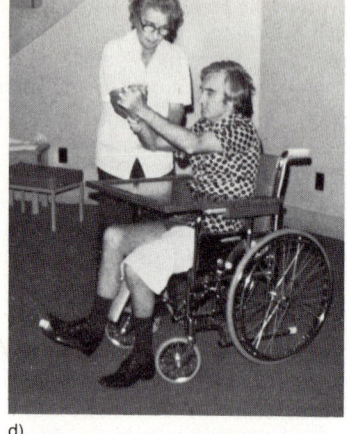

d)

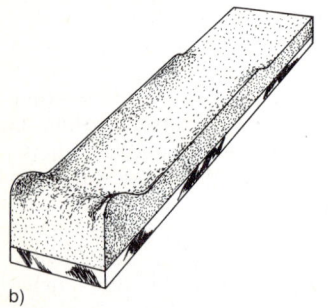

b)

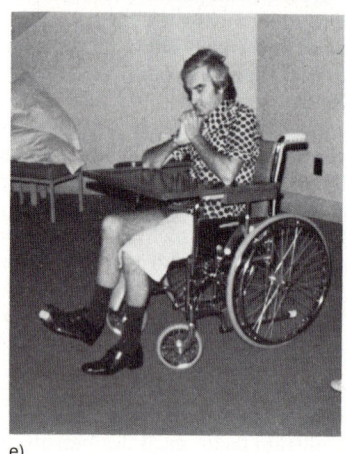

e)

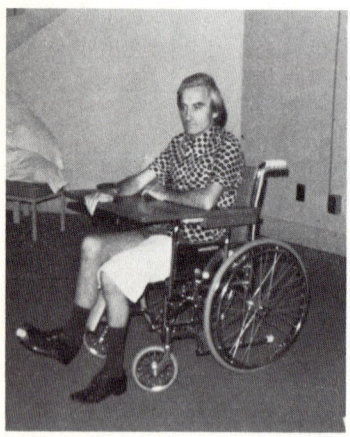

c)

Abb. 35a–e a) Zeichnung eines Rollstuhls mit Armstützen. b) Armstütze. c) Rollstuhl mit einem Brett davor. Beachte: Der Patient hält sich mit der betroffenen Hand am Brett fest. d) Der Patient übt bilaterale Armbewegungen mit gefalteten Händen. e) Der Patient bewegt die gefalteten Hände zum Mund

weit wie möglich nach vorn gebracht werden kann. Dadurch kann der Ellbogen gestreckt liegen und die Retraktion der Schulter vermieden werden. Die Hand kann in normaler Stellung mit gestreckten Fingern auf einem runden, ziemlich flachen Schaumstoffstück gelagert werden, das man an die Armlehne geklebt hat (Abb. 35 a u. b). Diese Armlehne verhindert die assoziierte Beugung und Retraktion des Armes, wenn der Patient den Rollstuhl selbst schiebt. Ein Kissen sollte die betroffene Schulter leicht unterstützen, um ihren Zug nach unten zu vermeiden. Ein weiteres Kissen hinter der kranken Schulter soll sie nach vorn bringen. Auch der Rumpf des Patienten sollte so unterstützt sein, daß er sich nicht zurücklehnen kann. Mit einer Rückenstütze kann man dies erreichen. Man muß darauf achten, daß das betroffene Bein nicht abduziert ist. Ein kleiner Sandsack, außen gegen den Oberschenkel gelegt, verhindert das ganz leicht.

Noch besser als die Armlehne ist ein wegnehmbares Brett vor dem Patienten. Dies ermöglicht es ihm beide Arme vorn zu haben. Er kann den betroffenen Arm und die Hand sehen, ebenso kann er bilaterale Übungen machen. Gewöhnt er sich an diese Stellung im Rollstuhl, wird er gut vorbereitet sein, dasselbe am Tisch sitzend zu tun. Ihm wird beigebracht, sich mit der betroffenen Hand am Brettrand festzuhalten. Diese Stellung bringt seine Schulter gut nach vorn und streckt seinen Ellbogen (Abb. 35 c–e).

Spezielle Punkte der Prophylaxe

Um dem Patienten zu helfen, seine betroffene Seite in sein Körperbild zu integrieren, besonders den Arm und die Hand, sollte die Schwester den folgenden Punkten besondere Aufmerksamkeit widmen:

1. Der Patient sollte viel mit gefalteten Händen sitzen und viel die Arme über den Kopf heben. Er sollte die betroffene Hand nicht mit der gesunden „hätscheln".

2. Er sollte zur betroffenen Seite hin sehen.

3. Besucher oder andere Patienten, mit denen er spricht, sollten auf seiner kranken Seite sitzen oder stehen.

4. Der Patient sollte oft an einem Tisch sitzen, statt in einem Stuhl ohne Tischbrett davor.

5. Er sollte beide Arme mit gefalteten Händen auf dem Tisch haben. Wenn er ißt oder etwas mit der gesunden Hand tut, sollte der betroffene Arm gestreckt auf dem Tisch liegen. Man kann ihn auch einen senkrecht am Tisch befestigten Stab halten lassen.

6. Ist beim Gehen Hilfe nötig, sollte die Schwester sie auf der betroffenen Seite geben und niemals auf der gesunden Seite.

Krankengymnastische Behandlung im anfänglich schlaffen Stadium

Umdrehen von Rückenlage in Seitlage

Das Umdrehen zu jeder Seite ist eine der ersten Aktivitäten, auf die die Krankengymnastin in ihrer Behandlung hinarbeiten sollte. Die Rückenlage ist eine Stellung, welche die maximale Extensorenspastizität hervorruft, d. h. Retraktion des Armes in der Schulter und Extensorenspastizität im Bein. Deshalb sollte der Patient nicht dauernd in Rückenlage bleiben, sondern bald lernen, seinen Rumpf, d. h. Schultergürtel und Becken, einzusetzen, um sich umzudrehen und für einige Zeit auf der Seite zu liegen. Dreht er sich um und liegt auf der gesunden Seite (mit dem betroffenen Arm oben), müssen die Schulter und der Arm gut nach vorn gebracht werden. Der Ellbogen sollte gestreckt, das betroffene Bein in der natürlichen Lage einer Semiflexion sein. Liegt er auf der betroffenen Seite, so sollte wiederum die Schulter dieser Seite gut nach vorn gebracht werden, der Ellbogen gestreckt und in Supination. Diese Lagerung verhütet die Schulterretraktion und die Entwicklung einer Beugespastizität mit Pronation im gesunden Arm. Die Lagerung in Rückenlage wurde im vorherigen Kapitel über die Pflege durch Schwestern beschrieben (s. S. 82).

Das Umdrehen kann am besten mit Schultergürtel- und Armbewegungen eingeleitet werden. Der Patient faltet in Rückenlage seine Hände. Der Daumen der betroffenen Seite ist über dem gesunden, um eine maximale Abduktion zu erhalten. Das Falten der Hände gibt dem Patienten das Bewußtsein der Gleichheit beider Hände, außerdem eine Supination des betroffenen Armes. Das Spreizen der Finger in den Grundgelenken erleichert die Streckung des Handgelenks, und der Finger und wirkt gegen die Beugespastizität.

Ehe er sich umdreht, muß der Patient üben, seine gefalteten Hände über den Kopf zu heben und wieder zu senken. Die Ellbogen sollen dabei gestreckt sein. Der Behandler muß aufpassen, daß beide Arme gleichmäßig supiniert sind (Abb. 36a). Dann soll der Patient die Arme horizontal nach vorn strecken, das Beugen der Ellbogen üben und dabei die gefalteten Hände auf die Brust legen (Abb. 36b). Der Ellbogen des betroffenen Armes sollte gut angehoben sein, um die Extension des Handgelenks zuzulassen. Dann bewegt er seine Arme wieder nach oben und vorn. Aus dieser Stellung bringt er beide Arme mit gefalteten Händen zuerst zu einer Seite, dann zur anderen (Abb. 36c). Dann wird ihm, falls nötig, geholfen, sein Becken und das Bein in Seitlage zu bringen. Wenn er auf der betroffenen Seite liegt, soll seine Schulter so weit als möglich nach vorn gelagert werden, um der Retraktion des Schulterblattes entgegenzuwirken. Der Arm ist jetzt in Außenrotation, der Unterarm supiniert und der Ellbogen gestreckt (Abb. 37a). Dies ist ein „reflexhemmendes Muster", das der Flexorenspastizität und Pronation entgegen-

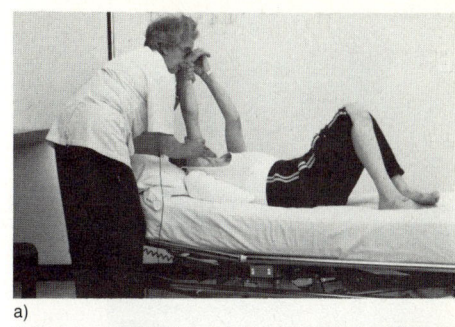

a)

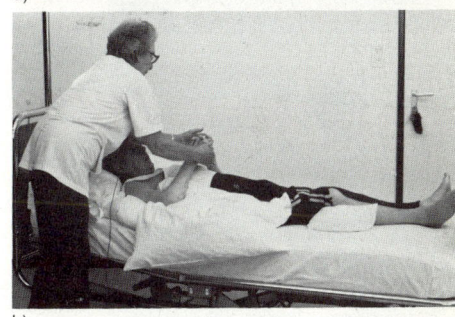

b)

Abb. 36 a–c a) Der Patient
faltet die Hände, dann hebt
er die Arme. Beachte: Der
Schultergürtel wird nach
vorn und oben gebracht.
b) Die Arme werden dann
mit gefalteten Händen zur
Brust gesenkt. c) Mit gefalteten Händen dreht sich der
Patient zur gesunden Seite,
Schulter bleibt gut vorn

c)

wirkt, und ist nützlich, isoliert die Beugung des Ellbogens ohne Schulterretraktion zu üben, um die Hand zum Mund zu bringen (abwechselnd
mit Streckung) (Abb. 37 b). Der Patient kann fühlen, wie seine Hand
den Mund berührt. Er freut sich darüber; oft lutscht er an den Fingern
und lächelt. Es scheint, als ob er seine Hand durch den Mund eher er-
kennt und akzeptiert als wenn er seine Hand nur ansieht. Hand und
Mund sind bei normaler kindlicher Entwicklung eng verbunden. Das
Baby lernt zuerst seine Hand durch den Mundkontakt kennen, und das
scheint auch beim hemiplegischen Patienten der Fall zu sein.

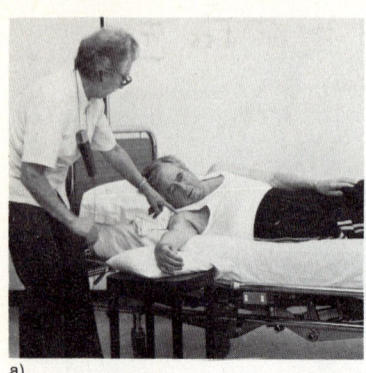

a)

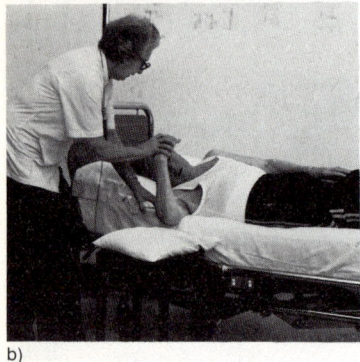

b)

Abb. 37a u. b a) Außenrotation des Armes in horizontaler Abduktion. Beachte: Schulter nach vorn gebracht. b) Abwechselnde Beugung und Strekkung des Ellbogens mit Supination des Unterarms. Handfläche zum Gesicht

Vorbereiten des Patienten zum Aufsetzen und Stehen

Die folgenden Behandlungsfolgen sollen den Patienten darauf vorbereiten, aus der Rückenlage über die Seitlage zum Sitzen zu kommen und von da zum Aufstehen. Obwohl man bei der Beschreibung der verschiedenen Behandlungswege eine künstliche Teilung machen muß, und zwar zwischen der Arbeit für die Kontrolle des Beckens und des Beines und der für Schultergürtel und Arm, muß die Krankengymnastin immer vor Augen haben, daß die ganze betroffene Seite behandelt wird; selbst wenn besondere Betonung auf die Kontrolle des Beines oder Armes gelegt wird. Arbeitet man an der Kontrolle des Armes, so arbeitet man am Schultergürtel mit all seinen muskulären Verbindungen zum Kopf, zur Wirbelsäule und dem Becken, d. h. am Rumpf. Kontrolle für das Bein zu erarbeiten, heißt mit dem Becken und all seinen Verbindungen zur Wirbelsäule und dem Schultergürtel zu arbeiten, also wiederum mit dem Rumpf. Bewegungen des Armes sollen im Schultergürtel beginnen und Bewegungen des Beines im Becken. Spastizität des Beines wirkt auf den Arm und Spastizität des Armes auf das Bein.

Erarbeiten der Kontrolle des Beines

Leider werden Patienten oft angehalten zu laufen, ohne zunächst die Kontrolle des Beines in Rückenlage oder im Sitz zu haben. Vielen Patienten bringt man bei, das betroffene Bein mit dem gesunden zu bewegen und zu heben. Dies ist in den meisten Fällen unnötig und beraubt nicht nur das geschädigte Bein jeglicher Aktivität während des Tages, sondern ruft auch eine Streck- und Adduktorenspastizität mit Supination des Fußes hervor oder verstärkt diese Spastizität. Außerdem werden die Übungen, die in der Behandlung zur Erreichung aktiver Beugung gemacht werden, nicht in tägliche Funktionen integriert, da es dem Patienten leichter fällt, das betroffene Bein passiv mit dem gesunden zu heben. Er gewöhnt sich daran und macht es weiter, selbst wenn er später sein krankes Bein aktiv heben kann.

Beugung und Heben des Beines

Während der Behandlung für die Kontrolle des Beines muß sorgfältig darauf geachtet werden, eine assoziierte Beugung des Armes und die Retraktion der Schulter zu vermeiden. Das kann erreicht werden, wenn der Patient in Rückenlage seine Hände faltet und die Arme über den Kopf hebt. Ist dies zu schwer für ihn, d. h. wenn er Schmerzen in der Schulter hat, kann man den Arm gestreckt an seine Seite legen. Kommt es zur Beugung aufgrund der Anstrengung, die der Patient macht, sollte die Krankengymnastin den Arm heben, den Beugespasmus hemmen und ihn dann wieder in Streckung ablegen.

Die Beugung des Beines in Hüfte und Knie (noch mehr die Beugung des Knies mit gestreckter Hüfte, eine Bewegung, die zum Gehen ohne Zirkumduktion nötig ist) ist schwierig, da jede Aktivität in exzessiver und unkontrollierter Streckung des Beines endet. Versucht der Patient das Bein zu beugen und zu heben, so tritt eine Kokontraktion auf, d. h. gleichzeitige Kontraktion der Strecker zusammen mit den Beugemuskelgruppen. Die Kontraktion der Strecker kann so stark sein, daß der Patient sein Bein streckt, ehe er versucht es zu beugen. Das Bein ist dann schwer, fällt wieder herunter und widersteht danach der Beugung. Deshalb muß man bei der Behandlung zunächst kontrollierte Streckung ohne Extensorenspastizität erhalten, damit Beugung ohne Widerstand möglich ist und so leichter für den Patienten wird. Dies macht man folgendermaßen:

Der Therapeut beugt das Bein des Patienten, aber vermeidet, daß es in Abduktion fällt. Die Abduktion ist Teil des abnormen Beugemusters. Der Fuß wird in Dorsalflexion und Pronation gehalten. Der Therapeut wartet, bis jeder Widerstand aufgehört hat, und streckt dann das Bein langsam und in Etappen. Dabei soll der Patient das Bein nicht fallen lassen oder gegen die Hand des Therapeuten stoßen. Fühlt der Therapeut an irgendeiner Stelle dieser Bewegung das volle Gewicht des Beines

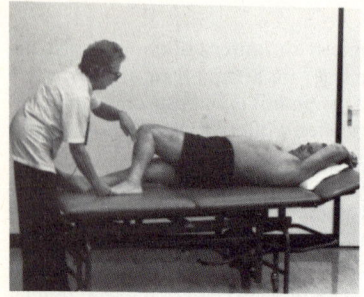

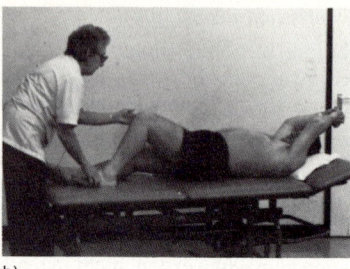

b)

a)

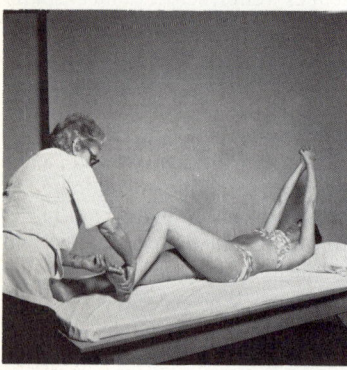

c)

Abb. 38 a–d   a u. b) In Rückenlage wird das Bein in verschiedene Grade der Beugung in Adduktion „plaziert". Beachte: Der Patient soll die verschiedenen Stellungen kontrollieren und nicht in die Streckung stoßen. c) Erarbeiten der aktiven Dorsalflexion des Fußes und der Zehen. Beachte: Der Außenrand des Fußes ist gehoben. Auf den Knöchel wird Druck ausgeübt. d) Streichen der Plantarseite der Zehen, um die Dorsalflexion zu erhalten

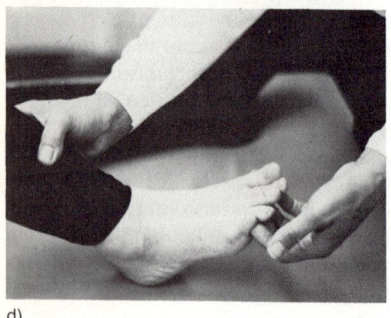

d)

oder den geringsten Stoß gegen die Hand, wird der Patient aufgefordert wieder etwas zu beugen, bis er das Bein wieder hält und kontrolliert. So lernt er die Bewegung umkehren, indem er Beugung gegen Streckung einsetzt und aktiv die Extensorenspastizität hemmt. Nach und nach soll er lernen, das volle Bewegungsausmaß zu kontrollieren, und fähig sein, die Bewegung zu jedem Zeitpunkt umzukehren. Die einzige Unterstüt-

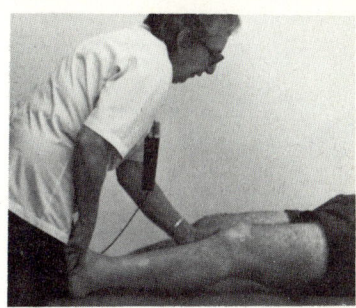

Abb. 39 Streckung des Knies mit dorsal flektiertem Fuß

zung wird an der Fußsohle gegeben; den Fußballen soll man nicht berühren, da dies die Extensorenspastizität vermehren würde (Abb. 38 a u. b). Auf dem Weg zur vollen Streckung sollte der Fuß nahe der Unterlage gehalten werden, so daß die Bewegung dem Gehen ähnelt. Hochheben des geraden Beines sollte nicht geübt werden, da es keine funktionelle Bedeutung hat und nur die Streckspastizität in Knie und Fuß erhöht.

Kann der Patient sein Bein in etwas Beugung kontrollieren, die Ferse dabei fest auf der Unterlage, so kann die aktive Dorsalflexion geübt werden. Die Krankengymnastin flektiert den Fuß dorsal, indem sie gegen den Knöchel etwas Druck nach hinten und unten gibt und gleichzeitig mit ihrer anderen Hand den Vorfuß mit dorsal flektierten Zehen hebt. Der Außenrand des Fußes sollte etwas mehr gehoben werden als der Innenrand, um eine Pronation zu erhalten (Abb. 38 c). Ist der Widerstand in voller Dorsalflexion verschwunden, wird der Patient aufgefordert, den Fuß oben zu halten und die Zehen nicht nach unten zu drücken wenn die Krankengymnastin den Fuß senkt. Kann er dies kontrollieren, so kann er bei der nächsten Dorsalflexion mithelfen. Die Dorsalflexion mit Eversion im Fuß kann durch die Dorsalflexion der Zehen verstärkt werden. Dies kann durch die sensorische Stimulation geschehen, mit schnellen streichenden Bewegungen unter den Zehen (ohne die Großzehe) (Abb. 38 d).

Streckung zur Vorbereitung der Gewichtsübernahme

Jetzt sollte die Streckung ohne Extensorenspastizität zur Vorbereitung der Gewichtsübernahme geübt werden. Die Krankengymnastin stellt den dorsal flektierten und pronierten Fuß des Patienten gegen ihren Oberschenkel, hält ihn in dieser Stellung und fordert den Patienten auf, kleine isolierte Bewegungen von abwechselnd Beugung und Streckung im Knie zu machen. Mit der Hand unter seinem Knie kann sie der Streckung Widerstand geben, wenn der Patient die Kniekehle gegen ihre Hand nach unten bewegt. Dies bewirkt selektive Quadrizepskontraktionen im Wechsel mit leichter Beugung und bereitet so die spätere Gewichtsübernahme ohne Hyperextension vor (Abb. 39).

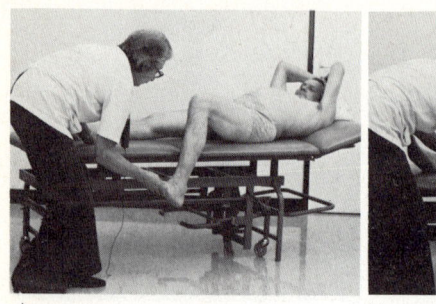
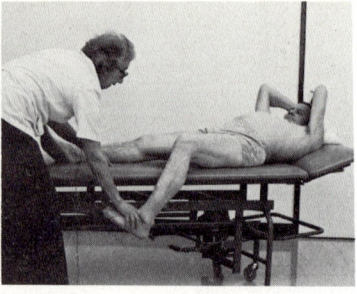

a)   b)

Abb. 40 a u. b   a) Beugung des Knies. Die Hüfte wird gestreckt, wenn der Fuß nach unten gesetzt wird. b) Mit gestreckter Hüfte widersteht das Knie jetzt der Beugung

Kann der Patient sein Bein während der Extensorenphase kontrollieren, so hilft ihm die Krankengymnastin mit der beschriebenen Handhabung das Bein zu beugen und den Unterschenkel über die Bettkante oder die Kante der Liege zu bewegen, so daß er die Hüfte, bei gebeugtem Knie, streckt. Aus dieser Lage soll er das Bein wieder heben und den Fuß auf die Unterlage stellen. Wenn der Patient dies allein tun kann, dann hat er es nicht nötig, das kranke Bein mit dem gesunden zum Aufsetzen zu heben.

Vorbereitung zum Gehen ohne Zirkumduktion

Die folgenden Arten der Behandlung sind zur Vorbereitung zum Gehen ohne Zirkumduktion nützlich.

Der Unterschenkel des Patienten hängt über die Bett- oder Liegekante, die Hüfte ist gestreckt. Die Krankengymnastin unterstützt den Fuß in Dorsalflexion und hilft ihm, das Knie so weit als möglich ohne Hüftbeugung zu beugen; dies wird mit der Streckung abgewechselt. Dabei muß man aufpassen, das Knie nicht weiter zu strecken als es ohne Extensorenspasmus möglich ist. Schließt ein Extensorenspasmus ein, so kann der Patient das Knie nicht wieder beugen. Das Ausmaß der Streckung sollte stufenweise erhöht werden. Oft hilft es, wenn die Fußsohle auf dem Boden entlangschleift, solange das Knie gebeugt wird, doch die Dorsalflexion und die Pronation sollte beibehalten werden (Abb. 40).

Der Fuß des Patienten liegt auf dem Bett oder der Liege, das Knie in Beugung, das gesunde Bein ist gestreckt. Der Patient wird aufgefordert, das Bein zu adduzieren und das Becken auf der betroffenen Seite nach vorn zu drehen. Gegen die Adduktion besteht eventuell bei gebeugtem Bein Widerstand, und die Krankengymnastin muß die ganze betroffene Seite dehnen, d. h. die Seitbeuger des Rumpfes und die Abduktoren des

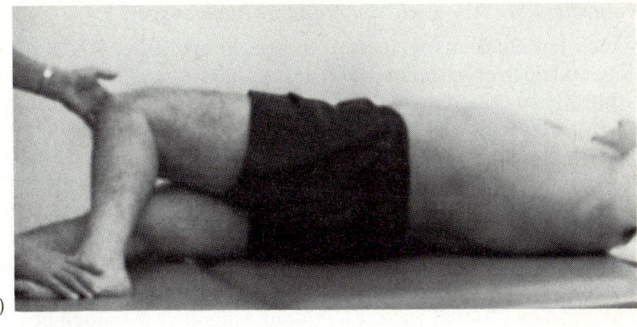

a)

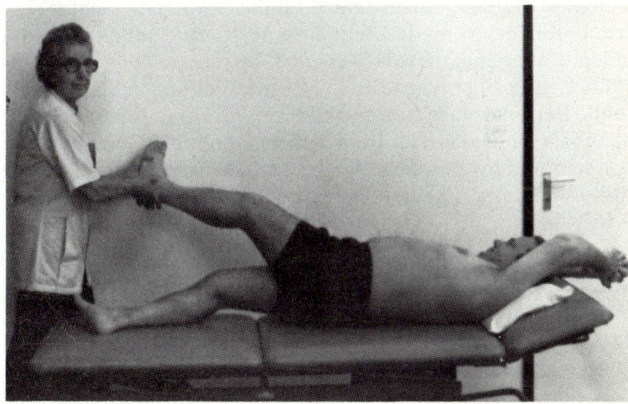

b)

Abb. 41 a u. b   a) Streckung der Hüfte mit gebeugtem Knie. Der Patient stößt sich mit dem Fuß ab und dreht das Becken nach vorn. b) Das Bein wird mit dem Fuß an der Wand auf und ab bewegt. Dabei werden die selektive Beugung und die Streckung des Knies eingesetzt

Beines. Ist das Becken gut nach vorn gedreht und auf der betroffenen Seite abgehoben, erhält man eine Hüftstreckung mit gebeugtem Knie. Dieses Muster wird zum Gehen gebraucht. Der Fuß ist dann in einer Stellung von Dorsalflexion und Pronation, und der Patient kann ihn einsetzen, um das Becken nach vorn gegen die gesunde Seite zu schieben und die Hüfte zu strecken (Abb. 41 a). Wenn das Becken gut nach vorn gedreht ist, kann das geschädigte Bein über das gesunde bewegt werden und der Fuß mit seinem Innenrand eine Wand berühren (Abb. 41 b). Dann kann man die isolierte Beugung und Streckung im Knie üben, indem der Fuß an der Wand auf und ab wandert. Oft ist dann der Patient fähig die Zehen dorsal zu flektieren, besonders, wenn die Krankengymnastin sie gegen die übliche Plantarflexion mobilisiert hat.

Kontrolle über Ad- und Abduktion in Rückenlage

Vielen Patienten mangelt es an dieser Kontrolle der Ab- und Adduktion, und doch erwartet man von ihnen, daß sie gehen können. Um diese Kontrolle zu erhalten, liegt der Patient mit gebeugten Beinen, die Füße flach auf die Unterlage gestellt. Der kranke Fuß soll parallel und dicht beim gesunden Fuß stehen. Anfangs muß man verhindern, daß er nach vorn (in Kniestreckung) rutscht. Der Patient soll das gesunde Knie ruhig in Mittelstellung halten. Das heißt, wenn er aufgefordert wird, mit dem betroffenen Bein abwechselnd kleine Bewegungen von Adduktion und Abduktion auszuführen, soll er das gesunde nicht bewegen. Er muß lernen, diese Bewegungen bei Aufforderung anzuhalten und zu halten, wo und wann es verlangt wird. Zu Anfang schießt er eventuell über die gewünschte Stellung hinaus und kann die Bewegung nicht mehr umkehren, besonders wenn das Bein dazu neigt, nach außen in Abduktion zu fallen. Hat er über diese Bewegung Kontrolle gewonnen, so wird er aufgefordert, das betroffene Bein in Mittelstellung zu halten und das gesunde Bein zu abduzieren und adduzieren. Für das spätere Gehen ist das unabhängige Halten des betroffenen Beines bei Bewegung des gesunden sehr wichtig. Sonst hat das geschädigte Bein in der Hüfte keine Kontrolle und keine Fixation, wenn der Patient mit dem gesunden einen Schritt macht.

Dasselbe kann man später mit abgehobenem Becken üben. Ist das möglich und macht der Patient es gut, kann er als nächstes einen Fuß vom Bett oder der Liege heben und sich nur auf dem anderen abstützen. Hebt er dabei das gesunde Bein, muß sein Becken gerade gehalten werden und darf nicht auf der betroffenen Seite absinken.

Aufsetzen aus Rückenlage und Seitlage

Das Aufsetzen aus Rückenlage und Seitlage wurde unter „Lagerung und Bewegung des Hemiplegikers für Schwestern und Krankengymnasten" beschrieben (s. S. 80).

Rumpfbalance im Sitzen

Im Sitzen neigt der Patient dazu, zur betroffenen Seite zu fallen. Da er davor Angst hat, nimmt er kein Gewicht auf die betroffene Hüfte. Die Flexorspastizität zieht den Kopf und den Nacken seitlich auf die Seite, zusammen mit den Seitbeugern des Rumpfes. Dieses Beugemuster verstärkt die Beugung im Arm und den Druck des Schultergürtels nach unten. Damit verhindert es die Streckung und den Armstütz auf der kranken Seite. Beim Sitzen und Stehen läßt das Balancieren ohne Armunterstützung bei Gewichtsverlagerung zu einer Seite bei einem Gesunden den Kopf seitlich zur Gegenseite bewegen. Es ist erstaunlich, daß die gesunde Seite eines hemiplegischen Patienten nicht fähig ist, dem Zug zur

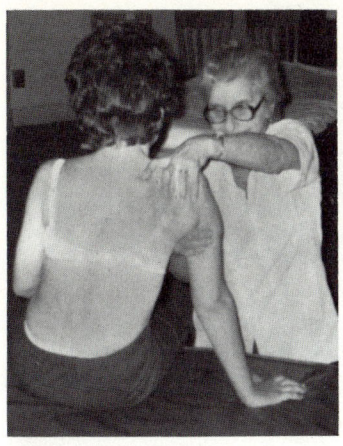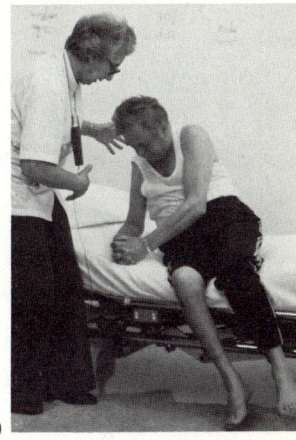

a)   b)

Abb. 42 a u. b   a) Gewichtsverlagerung zur betroffenen Seite, Stütz auf dem gestreckten Arm. b) Stütz auf dem Unterarm der betroffenen Seite

betroffenen Seite entgegenzuarbeiten. Vielleicht liegt der Grund im Zug der spastischen Muskeln zur betroffenen Seite und dem sensorischen Verlust, der die gesunde Seite jeglicher Information über das Geschehen auf der betroffenen Seite beraubt. Was auch der Grund sein mag, der Patient fühlt sich nicht sicher genug, die betroffene Seite zu belasten und sich auszubalancieren, es sei denn, er bekommt eine gute Rumpfkontrolle mit Ausrichten des Kopfes zur gesunden Seite. Dazu braucht er die Dehnung der Seitbeuger von Rumpf und Hals und das Heben des Schultergürtels. Dies sollte so früh als möglich mit Stütz auf den Unterarm und später auf den gestreckten Arm (der kranken Seite) verbunden werden.

Bei der Behandlung sitzt der Patient auf dem Bett oder der Behandlungsbank; die Krankengymnastin steht auf seiner geschädigten Seite. Sie hebt den Schultergürtel, indem sie ihn unter der Achsel stützt, hält seinen Arm abduziert in lateraler Rotation (laterale Rotation ist gleichzusetzen mit externer bzw. Außenrotation, mediale Rotation mit interner bzw. Innenrotation) und im Ellbogen gestreckt. Die Hand ist dabei im Handgelenk gestreckt, wenn möglich auch die Finger. Der Patient soll sich dabei nicht mit seiner gesunden Hand abstützen, sondern sie lieber auf sein Knie legen oder besser, abheben. Dann soll sich der Patient gegen den Behandler lehnen und sich danach zur Mittelstellung aufrichten. Die Übung wird eingeleitet, indem er den Kopf lateral zur gesunden Seite hin bewegt und nicht nur den Kopf dreht. Wenn er sich zur kranken Seite hin bewegt, soll er sich nicht nach hinten lehnen. Der Schultergürtel muß von der Krankengymnastin gestützt werden.

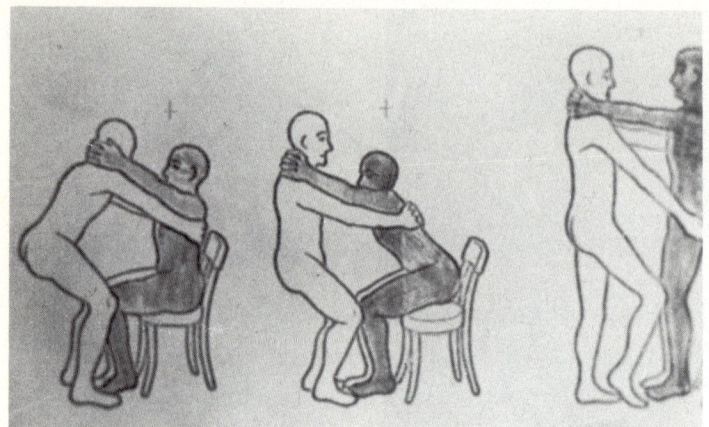

Abb. 43 Der Patient übt das Aufstehen (s. Text). Beachte: Der Patient nimmt zunächst das Gewicht auf die gebeugten Hüften und Knie. Dann hilft man ihm, die Hüften zu strecken und sie nach vorn zu bringen. Der Therapeut senkt seine Hände vom Rumpf zu den Hüften. Das Knie des Therapeuten drückt gegen das Knie des Patienten

Als nächstes wird die Hand des Patienten etwas weiter von seinem Körper weg auf die Unterlage plaziert. Die Krankengymnastin hält die Hand fest nach unten, während sie mit der anderen den Schultergürtel nach oben hält. Der Patient wird wieder aufgefordert, seinen Rumpf zur Krankengymnastin hin zu bewegen, so daß er das volle Gewicht auf die betroffene Hüfte nimmt (Abb. 42 a). Dann hilft man ihm, das Gewicht auf den Unterarm zu nehmen. Dabei wird die Hand entweder mit der gesunden Hand oder von der Krankengymnastin flach auf der Unterlage gehalten. Fühlt er sich sehr unsicher und neigt dazu, mit seinem Arm einzuknicken, dann muß die Krankengymnastin seinen Schultergürtel weiter nach oben halten oder, wenn möglich, nur den Kopf seitlich gegen die gesunde Seite beugen um den Zug nach unten oder das Fallen zur betroffenen Seite zu verhindern (Abb. 42 b).

Für den Patienten ist es immer schwierig, sich in den Hüften (ohne Angst vor dem Fallen) nach vorn zu lehnen. Es ist wichtig, daß man dies sowohl fürs Gleichgewicht als auch zum Aufstehen übt. Die Krankengymnastin steht vor dem Patienten, fixiert seinen kranken, gestreckten Arm mit ihrem Ellbogen gegen ihre Taille, und der Patient hält sich an der Krankengymnastin mit dem gesunden Arm fest. Er kann auch seine Hände um ihren Hals legen. Dann wird er aufgefordert – oder es wird ihm geholfen – sich in den Hüften gut nach vorn zu neigen (Abb. 43). Man muß darauf achten, daß er den Rücken streckt und nicht den Kopf hängen läßt und nach unten sieht. Aus dieser Stellung kommt er zum Gehen, wie es im Abschnitt „Lagerung und Bewegen" (s. S. 80) beschrieben wurde.

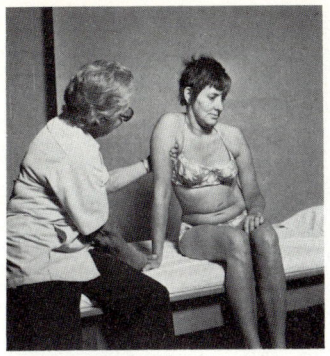 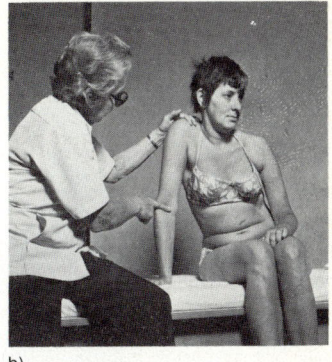

a) b)

Abb. 44 a u. b Der Patient stützt sich auf den betroffenen Arm; die Schulter ist gut oben. Er führt kleine isolierte Bewegungen im Ellbogen aus

Erarbeiten des gestreckten Armstützes im Sitzen

Aus zwei Gründen sind das Üben des Armstützes und die Gewichtsübernahme auf den gestreckten Arm wichtig:

1. Die Streckung mit Außenrotation, Abduktion und Supination arbeitet gegen die Flexorenspastizität, die mit Innenrotation, Pronation und Retraktion in der Schulter verbunden ist. Belastung auf dem gestreckten Arm aktiviert die Extensoren in einem viel gebrauchten funktionellen Muster.

2. Die Belastung auf dem gestreckten Arm ist Teil des Balancegewinns und gibt dem Patienten Sicherheit, sein Gewicht ohne Fallangst auf die betroffene Seite zu nehmen.

Die Gewichtsverlagerung kann folgendermaßen geübt werden: Die Hand des Patienten wird etwas entfernt von ihm auf die Unterlage gelegt. Sein Schultergürtel wird gehoben und von der Krankengymnastin oben gehalten. Er bewegt seinen Rumpf gut über den Arm; damit verlagert er das meiste Gewicht über seine betroffene Hüfte. Dies dehnt die Seitbeuger des Rumpfes dieser Seite und bringt die Schulter gut nach oben und senkrecht über seine Hand. Dabei braucht er eventuell keine Unterstützung in der Achsel mehr, und die Krankengymnastin kann seinen Ellbogen in voller Streckung unterstützen. Damit die Innenrotation vermieden wird, sollte die Hand zur Seite zeigen oder sogar schräg nach hinten, niemals nach vorn. Sie sollte flach mit gestreckten Fingern auf der Unterlage liegen.

Kann der Patient ohne Hilfe den Ellbogen gestreckt halten, so kann man auf die Schulter etwas Druck geben, um die Extensorenaktivität zu erhöhen und die Stabilität zu verbessern. Er wird dann aufgefordert,

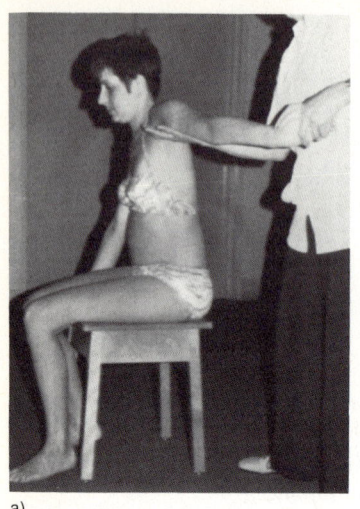
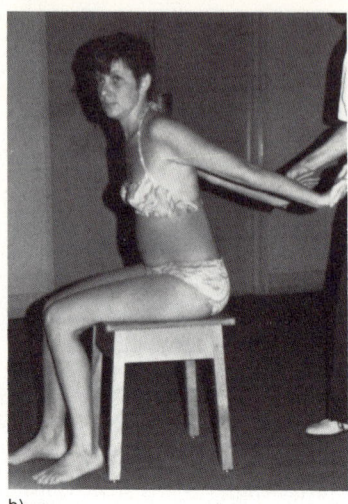

a)   b)

Abb. 45 a u. b   a) Hemmung der Flexorenspastizität des betroffenen Armes. Beachte: Die Schulter wird gehoben, um dem Druck nach unten entgegenzuwirken. b) Sanfter Druck und Zug stimulieren die aktive Streckung des Armes

kleine selektive Bewegungen im Ellbogen auszuführen, z. B. leichte Beugung im Wechsel mit voller Streckung (Abb. 44).

Ist die Flexorenspastizität so stark, daß der Patient den Arm nicht gestreckt an der Seite halten kann, so kann man sie hemmen, indem man den Arm in Streckung und voller Außenrotation nach hinten bewegt. Die Krankengymnastin befindet sich dabei hinter dem Patienten. Die Hand des Patienten wird in Streckung unterstützt. Um die Schultern auf der gleichen Ebene zu halten und die gesunde Schulter vor dem Ausweichen nach vorn zu bewahren (dies würde den Effekt der Übung reduzieren), kann man die gesunde Hand gleichzeitig genauso halten, so daß beide Arme nach hinten gestreckt sind. Man kann den Patienten auch auffordern, die gesunde Hand nach hinten auf die Unterlage zu legen. Nimmt man beide Arme nach hinten, kann man sie abheben und langsam gegen die Hände Druck nach vorn geben, so daß der Patient den Rumpf in den Hüften nach vorn bewegt. Dies bewirkt eine gute Extension der Wirbelsäule und der Arme. Ein leichter abwechselnder Druck und Zug stimulieren die aktive Streckung (Abb. 45).

Dem kann entweder das Absetzen der betroffenen Hand seitwärts auf die Unterlage folgen, wie wir es vorher beschrieben haben, oder man hebt den gestreckten Arm seitlich hoch, wobei man dauernd einen feinen Zug oder Druck ausübt. Der Patient soll den Arm gestreckt halten und braucht zu Beginn sicher etwas Unterstützung im Ellbogen.

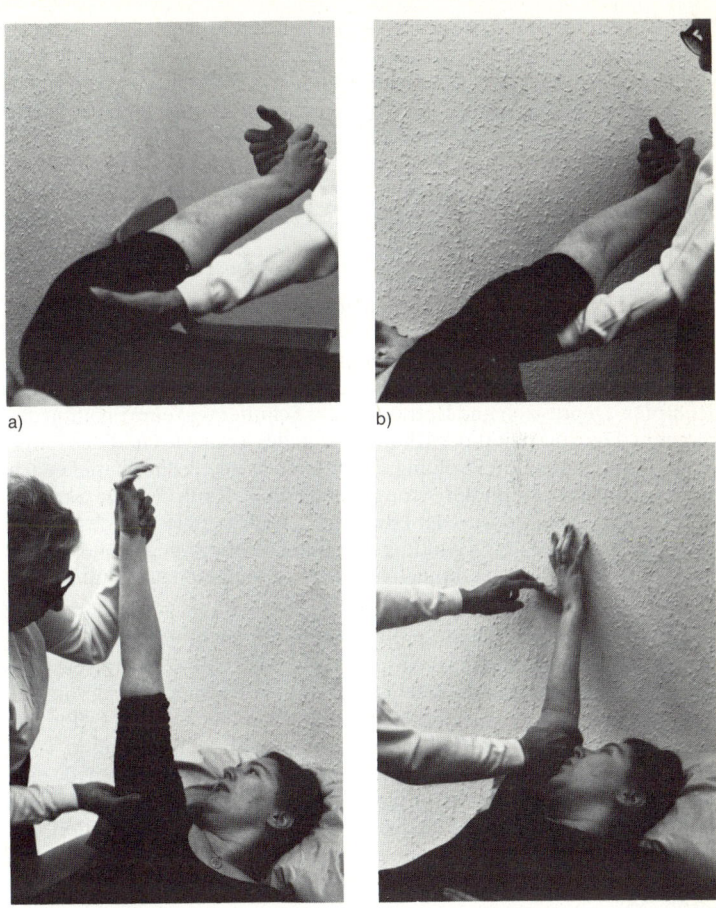

a)

b)

c)

d)

Abb. 46a–d a) In Seitlage wird der Schultergürtel des Patienten mobilisiert. Beachte: Die Schulter und die Skapula werden nach oben und vorn bewegt. b) Hier wird die Bewegung mit Außenrotation ausgeführt. c) Patient in Rückenlage. Mobilisation des Schultergürtels nach vorn und oben, Arm in Streckung und Supination. d) Elevation des Armes, „Plazieren" der Handfläche gegen die Wand. Beachte: Abduktion des Daumens

Kontrolle des Armes in der Schulter

In Rückenlage ist es für den Patienten leichter, eine Kontrolle über den Schultergürtel und den Arm zu bekommen als im Sitzen, denn die Hüftbeugung verstärkt die Tendenz zu Flexorenspastizität.

Bei allen Übungen für Streckung und Heben des Armes soll das Bein des Patienten etwas in Beugung sein, der Fuß proniert und die Fußsohle auf der Unterlage. Das Bein soll adduziert und das Becken nach vorn gegen die gesunde Seite gedreht sein, um das gebeugte Bein nicht zu abduzieren, damit das Becken nicht nach hinten zieht. Man muß unbedingt die Beugung im Bein beibehalten, um das Auftreten der Extensorenspastizität durch assoziierte Reaktionen zu vermeiden. Dies gilt besonders, wenn sich der Patient anstrengt, den Arm zu heben oder oben zu halten.

Mobilisation des Schultergürtels

Die Mobilisation der Skapula ist nicht nur wichtig, um Bewegungen des Armes in der Schulter auszuführen, sondern auch, um den Schulterschmerz zu vermeiden. Bei allen Fällen, selbst bei schlaffem Arm, finden wir eine Kombination von Flexorenspastizität der Seitbeuger des Rumpfes, Depression und Retraktion der Schulter und eine Fixation der Skapula. Die Spastizität der Rhomboiden, des Trapezius und des Latissimus dorsi hemmt die Drehung des unteren Winkels der Skapula nach außen und oben, wenn der Arm gehoben wird. Kann sich die Skapula nicht frei bewegen, so wird der Humerus bei passivem Heben des Armes über die Horizontale, besonders mit Innenrotation, gegen das Akromion gedrückt. Dies ist schmerzhaft, da auch Supraspinatus und Kapsel zusammengedrückt werden.

Die Mobilisation des Schultergürtels geschieht am besten in Rückenlage, kann aber auch in Seitlage ausgeführt werden. Die schmerzfreie Elevation des Armes ist das Ziel. Der Arm des Patienten wird von der Krankengymnastin mit gestrecktem Ellbogen und in Außenrotation unterstützt. Diese braucht beide Hände, um die Schulter nach oben, vorn und unten zu bewegen. Sie vermeidet die Bewegung nach hinten, da dies die Retraktion der Skapula verstärkt. Der Kopf des Patienten soll dabei seitlich gegen die gesunde Seite gebeugt sein. Ist die Retraktion der Schulter sehr stark, so kann man das in Seitlage auf der gesunden Seite ausführen. Dabei läßt sich der Schultergürtel leichter nach vorn bringen (Abb. 46).

Eine andere Möglichkeit, den Schultergürtel zu mobilisieren, ist folgende: Der Arm des Patienten ist über seinen Kopf gestreckt. Die Hand wird fest in dieser Stellung gehalten; der Arm ist in Außenrotation. Dann wird der Patient aufgefordert, sich in Richtung Seit- oder Bauchlage zu drehen, d. h., er bewegt den Körper gegen den Arm. Ist er auf der Seite, so braucht er eventuell Hilfe, um die Schulter gut nach vorn zu bewegen. Es reduziert die Spastizität effektiver, wenn man den Rumpf gegen die Extremität bewegt, als wenn man den Arm gegen den Rumpf führt. Die ganze betroffene Seite wird maximal gedehnt. Wenn man so die Rotation einsetzt, geht der Patient aktiv gegen seine Beugespastizität an (Abb. 47).

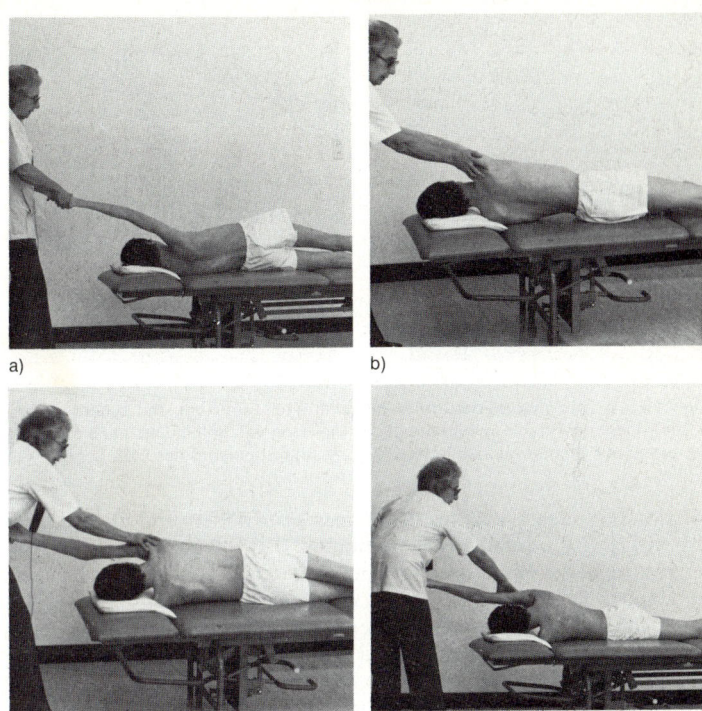

Abb. 47 a–d a) Die Schulterretraktion läßt den Patienten die Bewegung vom Becken aus beginnen. b) Der Therapeut hilft dem Patienten, indem er den Schultergürtel und den Rumpf mobilisiert und sie nach vorn bringt. Damit kann der Patient die Bewegung nun vom Schultergürtel aus einleiten. Becken und Bein folgen. c) Beachte: Dehnung der ganzen betroffenen Seite bei der Umdrehbewegung. d) Fast beendete Bewegung. Beachte: Die Dehnung der betroffenen Seite wurde bei der Drehung beibehalten

Wenn beim Bewegen des Schultergürtels kein Widerstand mehr zu fühlen ist, hebt man in Rückenlage den gestreckten Arm nach und nach. Dabei setzt man etwas Zug ein und hält die Schulter gut nach vorn. Beim ersten Anzeichen von Schmerz muß man die Bewegung nach oben stoppen und den Arm langsam wieder nach unten führen. Der Schulterschmerz tritt auf, wenn der Patient die Skapula zurück und nach unten zieht. Der Arm wird dann wieder langsam nach oben bewegt, bis die volle Elevation ohne Schmerz erreicht werden kann. Durch die Verlängerung der Rumpfseite, die Bewegung der Schulter nach vorn und oben, durch Außenrotation des Armes mit gestrecktem Ellbogen, Handgelenk und Fingern wenn möglich, muß man dem kompletten Beugemuster entgegenarbeiten (Abb. 48 a).

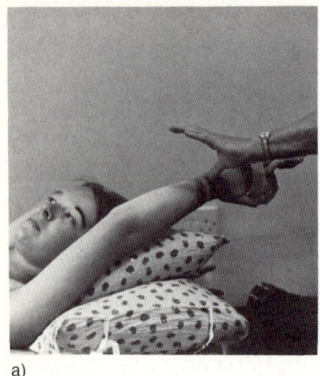 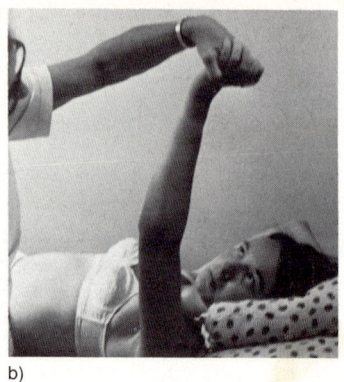

a)   b)

Abb. 48 a u. b   a) Elevation des Armes, ausgeführt mit Streckung und Außenrotation. b) Der Patient drückt intermittierend gegen die Hand des Behandlers nach oben, alternierend mit leichter und isolierter Beugung und Streckung des Ellbogens

Sobald der vollen Elevation des Armes kein Widerstand mehr entgegengesetzt wird, wird der Patient ermutigt, den Ellbogen aktiv zu strecken, während die Hand noch in Extension unterstützt ist. Er soll gegen die Hand der Krankengymnastin nach oben stoßen. Um selektive Bewegungen des Ellbogens zu erreichen, werden abwechselnd kleine Beuge- und Streckbewegungen geübt (Abb. 48 b). Kann der Patient dies tun, dann läßt die Krankengymnastin seine Hand los, und er versucht, den Arm ohne Hilfe oben zu behalten. Er versucht ihn dann etwas zu bewegen, ohne ihn zur Seite, nach vorn und unten fallen zu lassen. Alle Bewegungen nach vorn, d. h. in Beugung, sind für ihn schwieriger zu kontrollieren als Adduktion und Abduktion. Der Patient soll den Arm nur so weit bewegen, wie er die Bewegungen kontrollieren und umkehren kann, d. h. den Arm wieder heben. Später soll er lernen, die Bewegung nach unten an jedem beliebigen Punkt anzuhalten und von dort ausgehend den Arm wieder zu heben. Am Schluß soll er so weit sein, daß er den Arm gestreckt heben kann. Zunächst muß die Krankengymnastin wahrscheinlich die Schulter nach vorn halten, um den Schultergürtel zu stabilisieren.

Spastisches Stadium

Die allmähliche Entwicklung der Spastizität setzt schon während des ersten Stadiums ein, d. h. des schlaffen Stadiums. Deshalb überschneiden sich die Behandlungsformen dieser zwei Stadien: Ein Teil der Behandlung, z. B. in Rückenlage, wird fortgesetzt, jedoch in Richtung Sitzen und Stand erweitert.

Hat sich die Spastizität entwickelt, so stoppt oft der spontane Heilungsprozeß. Die meisten Patienten mit Resthemiplegien kommen in dieser Phase zur ambulanten Behandlung.

Spastizität entwickelt sich langsam; besonders betroffen sind die Beugemuskeln der oberen Extremität und die Streckmuskeln der unteren Extremität. Mit zunehmender Aktivität des Patienten und bei vermehrter Anstrengung nimmt die Spastizität während der ersten 18 Monate zu. Einige Patienten jedoch entwickeln sehr bald eine starke Spastizität, d. h. in einigen Tagen. Wenn sich die Spastik entwickelt, entsteht ein wachsender Widerstand gegen bestimmte passive Bewegungen. Folgende Muskelgruppen sind hauptsächlich betroffen: die Depressoren von Schultergürtel und Arm, die Fixatoren und Retraktoren der Skapula, die Seitbeuger des Rumpfes, die Adduktoren und Innenrotatoren des Armes, die Beuger und Pronatoren des Ellbogens und des Handgelenks sowie die Beuger und Adduktoren der Finger. Beim Bein ist die Spastik der Strecker von Hüfte, Knie und Sprunggelenk und der Supinatoren des Fußes am hervorstechendsten. Die Zehen werden dorsal, der Fuß plantar flektiert. Wird der Fuß jedoch passiv dorsal flektiert, dann flektieren die Zehen plantar und geben der Dorsalflexion Widerstand. Dieses „Springen" der Spastik kann auch bei der Hand beobachtet werden. Einige Patienten zeigen eine starke Beugespastik in Ellbogen und Handgelenk; die Finger sind mehr oder weniger gestreckt. Beim passiven Strecken des Ellbogens und des Handgelenks jedoch beugen sich die Finger und bieten der Streckung Widerstand.

Wenn man den spastischen Widerstand der Muskeln testet, um die Bewegungsfähigkeit des Patienten einzuschätzen, ist es nicht ausreichend, die Spastizität einzelner Muskeln, Gelenk um Gelenk einer Extremität zu prüfen, ohne die Stellung der proximalen Gelenke und des Kopfes bei der Prüfung in Betracht zu ziehen. Zum Beispiel kann der Widerstand gegen die Ellbogenstreckung stark sein, wenn der Arm seitlich am Körper ist, jedoch weniger stark, wenn der Arm in der Schulter zur Horizontalen vorgebracht ist. Tatsächlich kann in dieser Stellung, mit dem Unterarm in Pronation, Widerstand gegen die Ellbogenbeugung angetroffen werden. Elevation des Armes kann bei Innenrotation mit gebeugtem Ellbogen unmöglich sein oder starken Widerstand hervorrufen, wogegen sie bei Außenrotation mit gestrecktem Ellbogen möglich ist und weniger Widerstand bietet. Streckung des Ellbogens kann leichter sein, wenn das Gesicht des Patienten gegen die kranke Seite gedreht ist. Tatsächlich kann der Ellbogen steif gestreckt und der Beugung, wenn man die Hand des Patienten gegen sein Gesicht oder auf seinen Kopf legt, starker Widerstand entgegengesetzt werden. Die Beugung der Hüfte und des Knies kann in Rückenlage starken Widerstand haben, jedoch weniger in Seitlage (betroffenes Bein oben). In Rückenlage bietet die Beugung des Beines mit Abduktion und Außenrotation weniger Widerstand als wenn das Bein in Mittelstellung steht oder adduziert wird.

Diese Beispiele zeigen die Vielfalt der Stärke und der Verteilung der Spastik in einzelnen Muskeln, je nach Lage der proximalen Gelenkabschnitte, des Kopfes und der Kombination der Muster. Es ist also besser und verläßlicher, anstatt die spastischen Muskeln einzeln zu prüfen, den spastischen Widerstand gegen die „Bewegungsmuster" zu testen, die der Patient nicht ausführen kann, z. B.: Streckung des Beines mit dorsal flektiertem Fuß und Zehen, Beugung des Knies mit gestreckter Hüfte, Elevation des Armes mit gebeugtem Ellbogen, Supination des Unterarmes mit gestrecktem Ellbogen, Handgelenk und Fingern, Abduktion des Armes mit voller Streckung im Ellbogen, Handgelenk und in den Fingern usw.

Während im „schlaffen" Stadium die Spastizität vorübergehend besteht, finden wir im zweiten Stadium eine ständige Hypertonie der Muskeln. Der Arm und das Bein nehmen eine ständige und ziemlich typische Haltung von Beugung, Innenrotation und Pronation von Arm und Hand ein; das Bein zeigt eine Streckung mit Plantarflexion und Supination des Fußes.

Ist die Spastizität mäßig, so kann der Patient sein Bein beugen, doch nur in Abduktion und in einem totalen Beugemuster. Er wendet eine übermäßige Anstrengung an, um den Widerstand der spastischen Extensoren zu überwinden. Streckt er sein Bein, so hat er keine Kontrolle über die verschiedenen Phasen von Streckung oder Beugung. Er kann die Bewegung nicht an irgendeinem Punkt aufhalten. Um das Knie zu beugen, muß er zuerst das Bein mit gestrecktem Knie heben, bis er genügend Hüftbeugung hat, um die Beugung im Knie zu ermöglichen. Leider hat aber das Hochheben des gestreckten Beines keinen funktionellen Nutzen und sollte deshalb nicht geübt werden. Der Patient kann mit gebeugtem Bein den Fuß nicht auf der Unterlage halten und muß dies von Anfang an lernen. Der Mangel an Kontrolle über die Streckung hat einen schädlichen Einfluß auf das Gehen, denn der Patient stößt das Bein nach unten, wenn er einen Schritt machen will. Das Bein, besonders der Knöchel, ist dann steif. Der Fußballen berührt zuerst den Boden und drückt dagegen. Die Dorsalflexion des Fußes fehlt; deshalb ist die Gewichtsverlagerung über das Standbein schwer oder unmöglich. Das führt zur Überstreckung im Knie. Das Bein ist dann zu steif, um es leicht für den nächsten Schritt abzuheben. Um ein etwas normaleres Gangbild vorzubereiten, muß man unbedingt die Streckung in Rückenlage kontrolliert beherrschen. Die Dorsalflexion des Fußes ist mit gebeugtem Bein möglich (vorausgesetzt, der Fuß ist supiniert), jedoch mit gestrecktem Bein unmöglich.

Wenn er sitzt, belastet der Patient mehr die gesunde als die kranke Hüfte. Der betroffene Arm ist gebeugt; das Bein ist, wenn es im Knie gebeugt ist, weiter abduziert als das gesunde. Besteht jedoch eine starke Extensorenspastizität, dann ist das Knie etwas gestreckt und das Bein adduziert. Der Rumpf ist zur Seite gebeugt, und die Schulter auf der betroffenen Seite wird tiefer als die der gesunden Seite gehalten. Beim Aufstehen steht der kranke Fuß vor dem gesunden. Das ganze Gewicht lastet auf dem gesunden Bein, wenn sich der Patient mit dem gesunden Arm hochstemmt.

Gewöhnlich kann der Patient in dieser Phase stehen, aber fast sein ganzes Gewicht lastet auf dem gesunden Bein. Er kann nicht mit kleiner Unterstützungsfläche stehen und lernt meist anomal zu gehen. Dabei hält er das kranke Bein in Streckung und Außenrotation und schwingt es mit der ganzen kranken Seite nach vorn. Er zirkumduziert das gestreckte Bein und setzt den Fuß in Außenrotation ab, um die Ferse auf den Boden zu bekommen. In einigen Fällen, bei denen das Bein weniger steif ist, lehnen die Patienten den Rumpf zurück und schleudern das Becken und das Bein nach vorn, um einen Schritt zu machen. Andere Patienten beugen Hüfte und Knie etwas, wenn sie einen Schritt nach vorn machen, und zirkumduzieren weniger. Wenn der Fuß aber plantar flektiert und supiniert ist, können sie die Ferse nicht auf den Boden bringen und kippen leicht im Knöchel um. Ist die Spastik gering, so geht die Ferse auf den Boden, nachdem die Zehen den Boden berührt haben. Der spastische Widerstand der Wadenmuskeln macht eine volle Dorsalflexion bei Belastung und Gewichtsverlagerung nach vorn unmöglich. Der Patient hält deshalb die Hüfte gebeugt, um das Gewicht über das Standbein zu bringen. Dies überstreckt wiederum das Knie.

Die Anstrengung, das steif gestreckte Bein beim Gehen zu heben, erhöht den Beugespasmus im Arm. Dies geschieht aufgrund der assoziierten Reaktionen, die in diesem Stadium der Spastizität stark sind. Der Patient nimmt sein betroffenes Bein als eine „steife Stütze", um beim Stehen und Gehen sein Gewicht darauf zu legen, denn ohne Extensorenspastizität würde das Bein zusammenknicken. Bei einigen Fällen tauchen Elemente von Beugespastizität auf, die es dem Patienten erschweren, den Fuß auf den Boden zu bringen, nachdem er ihn für einen Schritt nach vorn bewegt hat. Der ständige Einsatz dieser abnormen motorischen Muster erhöht die Beugespastik im Arm und die Streckspastik im Bein.

Bewegungen im Arm sind auf ein Muster beschränkt. Wenn der Patient versucht den Arm zu heben, dann benutzt er die ganze betroffene Seite. Oft hebt er nur den Schultergürtel mit etwas Abduktion des Armes in der Schulter. Der Ellbogen bleibt gebeugt oder beugt sich sogar noch etwas mehr als vorher. Er kann den gestreckten Arm nicht nach vorn oder seitlich hochheben, den Unterarm nicht supinieren oder das Handgelenk und die Finger beugen. Einige Patienten tragen den Arm gebeugt und supiniert mit starker Retraktion in der Schulter. Unabhängige Bewegungen im Ellbogen sind unmöglich.

Wenn sich die Patienten aufrecht halten, z. B. im Sitzen, Stehen und Gehen, wird die Subluxation des Armes in der Schulter ein Problem, besonders bei den Patienten, die noch eine gewisse Schlaffheit im Deltoideus und Supraspinatus zeigen. Es besteht jedoch immer etwas Flexorenspastizität im vorwiegend schlaffen Arm. Ferner besteht die Tendenz der Beugung im Handgelenk und in den Fingern, und man findet spastische Veränderungen der lateralen Flexoren vom Hals und um die Skapula herum. Der Schultergürtel ist retrahiert und widersteht der Bewegung nach vorn. Wenn der Arm gehoben wird, bewegt sich der untere Skapulawinkel nicht nach lateral und außen, weil die Skapula fixiert ist. Das Akromion dreht sich daher nicht nach oben, um den Humeruskopf in der Caritas gelenoidalis zu halten. Nicht nur die Schwerkraft zieht den Arm nach unten und aus der Pfanne, sondern auch die Spastik der Depressoren des Humerus, d. h. der Subskapularis, Infraspinatus und M. teres minor. Die Adduktoren und Innenrotatoren, d. h. der M. pectoralis major, M. latissimus dorsi, ebenso wie die Seitbeuger des Rumpfes verstärken die Muster von Beugung und Depression des Schultergürtels. Solange die Skapula beweglich ist und gegen die Bewegung nach vorn und oben kein Widerstand besteht, verursacht die Subluxation keine Schmerzen, wenn man den Arm des Patienten passiv hebt. Werden jedoch die Rotation und Abduktion der Skapula durch Spastizität und durch Fixation der Rhomboiden und des Trapezius verhindert, dann bleibt die Gelenkpfanne nach unten anstatt nach oben gedreht und ein passives Armheben über die Horizontale verursacht Schmerzen, weil die Kapsel und der Supraspinatus gegen das Akromion gedrückt werden. Dies ist besonders so, wenn der Arm nach innen rotiert ist und die Schulter retrahiert wird. BASMAJIAN (1962) hat die Ursachen der Subluxation beschrieben und die Wichtigkeit der Rotation der Skapula genau erwähnt. Er schreibt: „Im Schultergelenk haben wir gefunden, daß die hauptsächliche Aktivität gegen die Dislokation nach unten im Supraspinatus auftritt (und geringfügig in den hinteren und horizontal verlaufenden Fasern des Deltoideus). Trotz ihres vertikalen Verlaufs zeigen der Deltoideus, Bizeps und Trizeps keine Aktivität. Überraschenderweise ist dies auch so, selbst wenn schwere Gewichte am Arm hängen. Die Funktion des Supraspinatus ist offensichtlich mit einem vorher nicht beschriebenen Sperrmechanismus verbunden, die von der Neigung der Gelenkpfanne abhängt. Der horizontale Muskelzug verhindert gemeinsam mit einem extremen Zusammenziehen des oberen Kapselanteils, wenn der Arm senkrecht nach unten hängt, die Subluxation des Humeruskopfes nach unten."

Das Tragen einer Schlinge soll mechanisch den Humerus nach oben drücken und so eine Subluxation verhüten. Da jedoch dabei der Arm in der Schlinge in Beugung ist, dazu adduziert, proniert und innenrotiert, wird die Beugespastik, die der Hauptgrund für eine Subluxation ist, verstärkt. Darüber hinaus kann man eine Inaktivität der Muskeln nicht

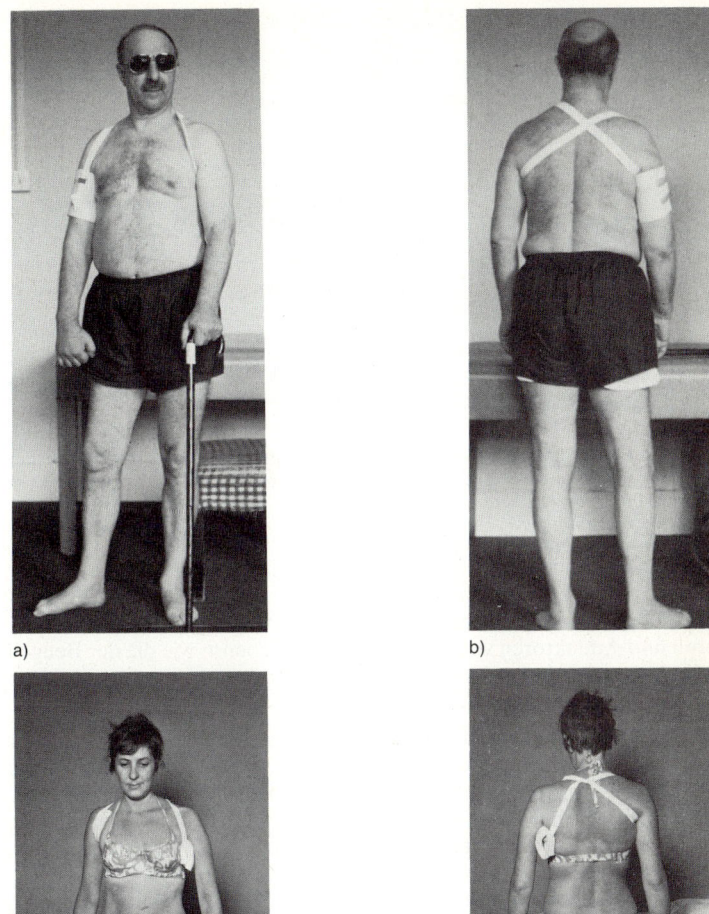

a)   b)

c)   d)

Abb. 49 a–d   a u. b) Verhütung der Schultersubluxation. „Manschette" des Oberarms, um den Humeruskopf zu heben. Sie wird durch eine Bandage in Achtertour gehalten. c u. d) Ein kleines Schaumstoffkissen in der Achsel; sie wird ebenfalls durch eine Bandage gehalten

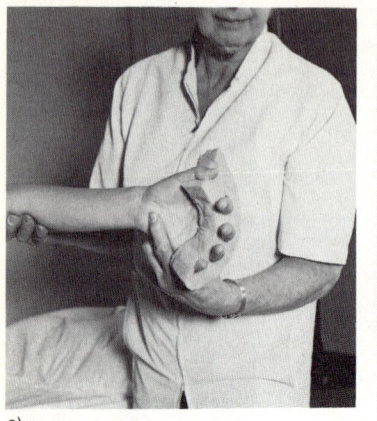
a)

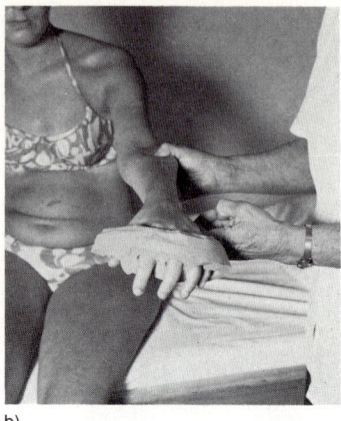
b)

Abb. 50 a u. b „Fingerspreizer" aus Schaumstoff, um Streckung und Abduktion der Finger und des Daumens zu erhalten. Er soll zwischen den Behandlungen getragen werden, um diese zu unterstützen

vermeiden, die gegen die Beugespastik angehen sollen und das Heben des Armes ermöglichen. Dies sind der Serratus, der Deltoideus, Supraspinatus und die Extensoren des Ellbogens. Gleichzeitig wird die Spastik der Beugesynergisten erhöht, d. h. die des Pektoralis, der Innenrotatoren und Adduktoren von Arm und Skapula ebenso wie die der Beuger des Unterarms. Außerdem kann ein Handödem durch das Liegen in der Schlinge zusätzlich problematisch werden.

In den frühen Stadien, ehe der Patient die aktive Streckung einsetzen kann (das Heben und Halten des Armes gegen die Schwerkraft), soll dem Schultergürtel eine zeitweilige Unterstützung gegeben werden, um ein längeres Dehnen des oberen Kapselanteils und des Supraspinatus zu vermeiden. Der Patient braucht diese Unterstützung, wenn er sich aufrecht befindet, solange bis er den Supraspinatus und den Delta wieder einsetzen kann, um den Humeruskopf in der Gelenkpfanne zu halten. Diese Unterstützung kann am Oberarm in Form einer „Manschette" angebracht und durch eine Bandage in Achtertour gehalten werden. Bis jetzt haben wir ein kleines weiches Schaumstoffkissen unter der Achsel verwandt, das den Arm leicht abduziert, aber den Humeruskopf etwas lateral versetzt (Abb. 49).

Eine Unterstützung des Oberarms läßt ihn mobil und den Ellbogen frei für Streckung. Wird es nötig, den Arm nicht nach unten hängen zu lassen, dann kann der Patient die Hand in eine Tasche auf der Seite stecken. Dies ist jedoch nur bei sehr wenigen, schlaffen Patienten ratsam und nötig und hat den Nachteil, daß die Finger in Beugung gehalten werden.

Um die Streckung des Handgelenks und der Finger zu erhalten, kann man einen „Fingerspreizer" aus Schaumstoff benutzen, der die Finger und den Daumen abduziert. Diese Abduktion erleichtert nicht nur die Streckung der Finger, sondern reduziert auch die Beugespastik im ganzen Arm. Der Patient findet das bequem und sollte den „Fingerspreizer" auch beim Schlafen tragen. Er hat einen besseren und dynamischeren Effekt als eine Gipsschiene und reduziert außerdem die Möglichkeit eines Ödems (Abb. 50).

Setzt der Patient die gesunde Hand nicht gerade für eine Aufgabe ein, dann soll er die Hände falten, statt die betroffene Hand wie üblich mit der gesunden „zu hätscheln". Das Händefalten hat dieselbe Wirkung wie der „Fingerspreizer", es reduziert die Flexorenspastizität, bewirkt durch die Abduktion der Finger und des Daumens eine Extension und hat zusätzlich den Vorteil, daß es den Unterarm in Supination halten kann. Der Patient sieht beide Arme und Hände vor sich und bekommt ein Gefühl der Beidseitigkeit. Die betroffene Hand sieht dann eher – oder fühlt sich eher so an – wie die gesunde aus und wird dadurch akzeptabler und eher wieder ein Teil seiner Körperperzeption. Wenn möglich, soll der Patient an einem Tisch sitzen. Im Rollstuhl soll ein Brett davor sein, so daß der Oberarm unterstützt und nach vorn gehoben ist.

Behandlung im zweiten Stadium

Die Behandlung ist eine Fortsetzung der Therapie im ersten Stadium. Obwohl jetzt viel im Sitzen und Stehen gemacht wird, muß man einige vorher geübte Aktivitäten fortsetzen. Während in der ersten Phase die Streckung, Außenrotation, Abduktion und Elevation des ganzen Armes und Beugung des Beines in allen Gelenken die Ziele waren, wird nun eine weitere Auflösung der totalen Muster benötigt, um eine bessere Anpassung der Bewegung für funktionelle und selektive Fertigkeiten zu erreichen.

Es ist für den Patienten von höchster Dringlichkeit, nach dem Schlaganfall so bald als möglich wieder auf die Beine zu kommen, um beim Sitzen und Stehen sein Gewicht auf die betroffene Seite zu verlagern. Bei hemiplegischen Patienten, die schon schlecht gehen, speziell denen mit einer langen Krankheitsdauer, die nicht ohne Dreifuß oder Stock gehen können, muß man sich entscheiden, ob es wichtiger ist, das Gleichgewicht im Stehen und Gehen zu erarbeiten, oder den Einsatz des Armes und der Hand zu verbessern. Man muß sich jedoch vor Augen halten, daß man keine Unterscheidung von Bein- und Armaktivität machen kann, selbst wenn die Betonung der Behandlung zeitweise mehr auf dem einen als auf dem anderen liegt. Wir müssen immer daran denken, daß der Mangel an Gleichgewicht und die Schwierigkeit, das betroffene Bein beim Gehen zu bewegen, die Flexorenspastizität im Arm und in der Hand vermehren und daß Anstrengung und abnormes Gehen jeglichen potentiellen Einsatz des betroffenen Armes verhüten. Andererseits verursacht die Verringerung der Spastizität im Rumpf und im Arm eine Verminderung der Extensorenspastizität im Bein. Dies macht normalere Bewegungen des Beines beim Stehen und Gehen leichter und möglich. Auf welche Funktion auch immer man die Betonung bei der Behandlung legt, man muß immer die ganze betroffene Seite behandeln, d. h. den Rumpf zusammen mit dem Arm und dem Bein.

Behandlung im Sitz und beim Aufstehen

Jetzt hat der Patient Kontrolle über den Rumpf und neigt nicht mehr dazu, auf die betroffene Seite zu fallen. Er nimmt jedoch nicht das volle Gewicht auf die betroffene Hüfte, da er vom Arm her keine Unterstützung und nur ein ungenügendes Gleichgewicht auf dieser Seite hat. Zu Hause sitzt er gern in einem bequemen Sessel oder im Rollstuhl, wo er sich zurücklehnen kann. Dies gibt ihm keinerlei Gelegenheit, die nötigen Gleichgewichtsreaktionen zu üben. In dieser halb liegenden Stellung sind seine Hüfte und das Knie halb gestreckt, und das Knie ist zu steif, um es zu beugen. Das bedeutet, daß er die Ferse nicht nach hinten unter den Stuhl zum Aufstehen bringen kann. Deshalb sollte er so früh als möglich lernen, zu Hause sicher auf einem gewöhnlichen Stuhl zu sitzen oder, bei der Behandlung, auf einem Stuhl ohne Rückenlehne. Sein betroffener Fuß sollte nicht vor dem gesunden stehen. Das Gewicht sollte gleichmäßig auf beide Hüften verteilt sein oder, wenigstens in der Behandlung, mehr Gewicht auf der betroffenen Seite sein. Ist das Bein in Hüfte und Knie gut gebeugt, dann neigt es mehr zur Abduktion als das gesunde, d. h., es fällt tatsächlich nach außen. Gegen eine passive Adduktion besteht Widerstand und aktive Adduktion ist schwierig aufgrund der Retraktion und der Drehung des Beckens sowie des Rumpfes nach hinten.

Bei der Behandlung lassen wir den Patienten auf dem mittleren von drei Stühlen sitzen, da er sein Gewicht ängstlicher auf die betroffene Seite verlagert, wenn ihn dort nichts unterstützt. Dann lernt er, sich von einem Stuhl zum anderen zu bewegen. Es hilft ihm, Kontrolle über sein Becken zu bekommen, wenn er die Mitte des Stuhles ohne hinzusehen findet. Auch macht es die Rotation des Rumpfes und die Dehnung der betroffenen Seite möglich, besonders wenn er sich zu dieser Seite hin bewegt. Alle diese Bewegungen soll er mit gut nach vorn geneigtem Rumpf ausführen; die Arme sollten mit gefalteten Händen gut nach vorn bewegt werden. Dasselbe kann man auf einer tiefen Liege vornehmen (Abb. 51).

Die Kontrolle über die Adduktion und die Abduktion im Sitzen kann man wie vorher in Rückenlage üben (s. S. 108). Findet der Patient die Adduktion schwer, dann fühlt die Krankengymnastin Widerstand beim passiven Bewegen. Sie kann diesen Widerstand reduzieren, indem sie

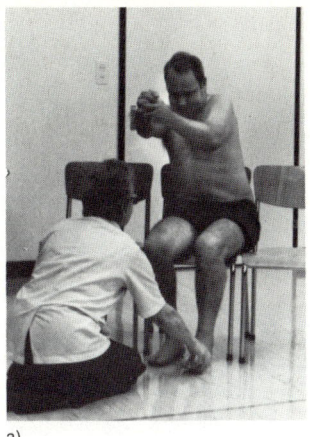

a)

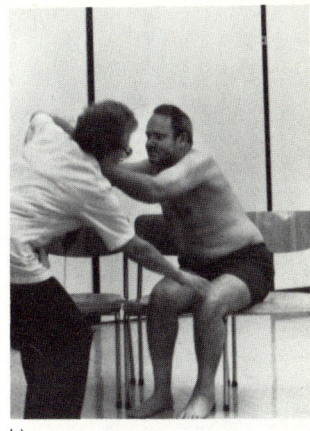

b)

Abb. 51 a–c Folge von Techniken zur Er-
leichterung des Aufstehens. Kontrolle des
Aufstehens und der Beckenbewegung von
einer Seite zur anderen ohne den Einsatz
der Arme und Hände

c)

die Vorwärtsdrehung des Beckens veranlaßt. Dazu führt der Patient
beide Beine zur gesunden Seite, die Knie bleiben nah beisammen. Die
Krankengymnastin kann auch dem Patienten helfen, das Bein zu heben
und es über das gesunde zu schlagen. Zu Hause manchmal so zu sitzen
hilft auch. Er kann auch zwischendurch mit gefalteten Händen um sein
Knie sitzen (Abb. 52).

Meist findet es der Patient sehr schwierig, sein Bein zu heben. Der
Krankengymnastin wird der Grund dafür klar, wenn sie es passiv hebt.
Sie fühlt nicht nur das ganze Gewicht des Beines, sondern auch noch
Druck nach unten. Tut sie ihre Hand unter den Fuß, wenn er noch auf
dem Boden ist, dann fühlt sie den Druck des Fußballens und der Zehen

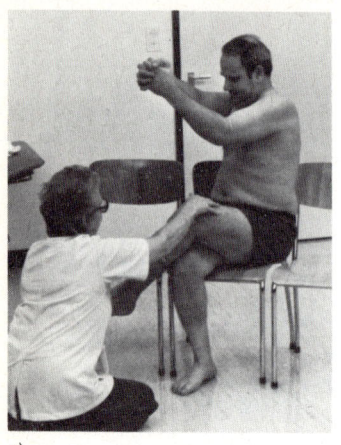
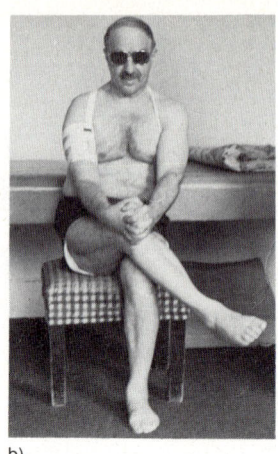

a)   b)

Abb. 52 a u. b   a) Heben des kranken Beines, Überschlagen über das gesunde. b) Sitzen mit übereinandergeschlagenen Beinen. Beachte: Das spastische Bein liegt über dem gesunden

gegen ihre Hand, das Ergebnis der Extensorenspastizität. Deshalb muß der Patient diesen Widerstand überwinden, wenn er das Bein, das sich für ihn wie ein schweres Gewicht anfühlt, heben soll. Man muß ihm erklären, daß er nicht zu schwach ist das Bein zu heben, sondern daß er es nach unten drückt. Man kann ihm das beweisen, indem man das Bein passiv hebt, bis in voller Beugung kein Widerstand mehr da ist. Dann senkt man es ganz langsam, und er soll es halten und kontrollieren, bis der Fuß den Boden ohne Druck berührt. Darauf kann er es leichter wieder heben. Die Krankengymnastin muß aber ihre Hand leicht unter dem dorsal flektierten Fuß behalten, so daß sie jeden Druck nach unten kontrollieren kann, der das aktive Beinheben stören würde (Abb. 53).

Eine andere Schwierigkeit, die überwunden werden muß, ist das Beugen des Knies, um den Fuß nach hinten unter den Stuhl zu bringen; die Ferse muß dabei auf dem Boden bleiben. Dies ist jedoch wesentlich für die Vorbereitung zum Aufstehen mit Gewicht auf dem betroffenen Bein. Diese Bewegung kommt auch dem Gehen des Patienten zugute, wenn er eine isolierte Kniebeugung braucht, ehe er einen Schritt nach vorn macht (Abb. 54).

Behandlung für das Aufstehen und Stehen

Beim Aufstehen zieht der Patient sofort den gesunden Fuß nach hinten unter den Stuhl. Das Knie des betroffenen Beines kann sich aber dafür nicht ausreichend beugen. Der betroffene Fuß steht immer vor dem ge-

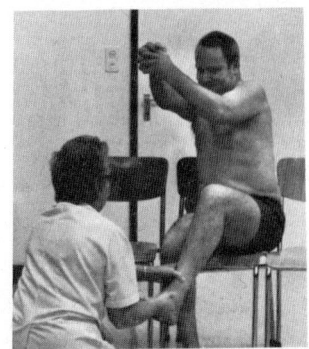

Abb. 53 Langsames Senken des gebeugten betroffenen Beines. Der Patient hält und
kontrolliert jede Phase

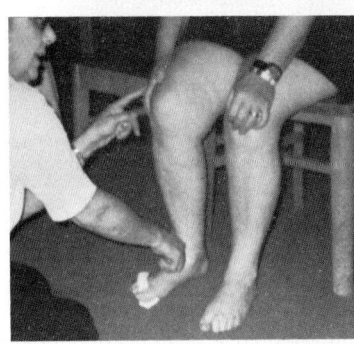

Abb. 54 Vor dem Aufstehen wird
der dorsal flektierte Fuß nach hinten bewegt

sunden, und das ganze Gewicht wird auf das gesunde Bein genommen.
Deshalb muß man beim Aufstehen den Patienten dazu bringen, so viel
Gewicht wie möglich auf das betroffene Bein zu verlagern. Die Füße sollen parallel stehen. Besser ist es, wenn der gesunde Fuß vor dem kranken
steht. Selbst wenn man diese Stellung der Füße vor dem Aufstehen kor-
rekt erreicht, kann es passieren, daß der Patient im letzten Augenblick
den gesunden Fuß automatisch nach hinten zieht. Man kann dies verhindern, indem der Behandler den Fuß leicht auf den Fuß des Patienten
stellt. Dann wird der Patient ermuntert, sich in den Hüften gut nach vorn
zu lehnen, so daß er sein Gewicht auf die Beine nimmt, ehe er tatsächlich
aufsteht. Seine Arme müssen mit gefalteten Händen gut nach vorn gestreckt sein, und er soll nicht nach unten sehen. Anfangs kann die Krankengymnastin zur Unterstützung die gefalteten Hände des Patienten
halten und ihn nach vorn und oben ziehen. Sie kann Druck auf das Knie
des Patienten ausüben, um das Gefühl des Gewichttragens zu verstärken. Gleichzeitig kann sie das Knie etwas nach vorn ziehen, um eine
plötzliche Hyperextension zu vermeiden und auch um das Zurückstoßen

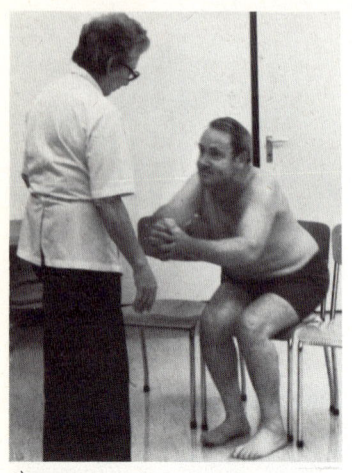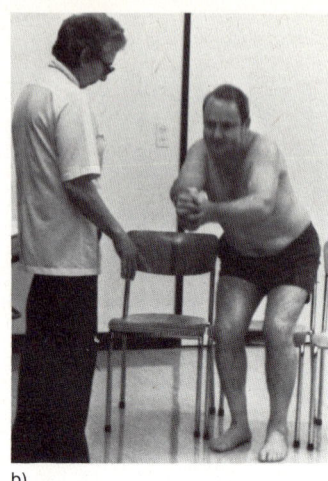

a)   b)

Abb. 55 a u. b   a) Belastung auf gebeugten Beinen. Beachte: Das betroffene Bein steht hinter dem gesunden. b) Aufstehen. Belastung auf dem betroffenen Bein

der Hüfte mit plantar flektiertem Fuß zu verhüten. Auf diese Art wird der Patient gezwungen, sein Gewicht auf das betroffene Bein zu lagern, solange es noch etwas gebeugt ist. Auch bleibt die Dorsalflexion des Fußes erhalten, wenn er langsam Knie und Hüften streckt. Man muß gut aufpassen, daß sich der Rumpf nicht gegen die gesunde Seite hin neigt. Das Hinsetzen wird auf umgekehrte Weise geübt. Es ist nützlich, wenn der Patient neben dem Aufstehen und dem Setzen auch Zwischenphasen der Bewegung übt, d. h. nur etwas aufzustehen und nach unten gehen, ohne sich ganz hinzusetzen. Beim Hinsetzen ist es das letzte Stadium, das er am schwierigsten kontrollieren kann. Er neigt dazu, schwer mit dem Gesäß auf den Stuhl zu plumpsen, es ist jedoch die wichtigste Übungsphase. Die Stuhlhöhe sollte angepaßt werden. Man fängt ziemlich hoch an und geht stufenweise zu niedrigeren Stühlen oder zu einer tiefen Behandlungsbank über. Das Aufstehen ist schwieriger von einem tiefen Sitz oder Stuhl und verlangt die Gewichtsübernahme auf das gebeugte Bein. Dies ist ein Problem bei allen hemiplegischen Patienten (Abb. 55).

Eine andere Art, dem Patient zum Aufstehen zu verhelfen und dazu zu bringen, das betroffene Bein voll zu belasten, ist folgende:

Von einer hohen Liege soll er den betroffenen Fuß nach unten auf den Boden bringen, während er noch auf der gesunden Hüfte sitzt und sich mit der gesunden Hand abstützt. Sein Fuß soll den Boden so nah als möglich an der Liege berühren. Dies bringt seine ganze betroffene Seite

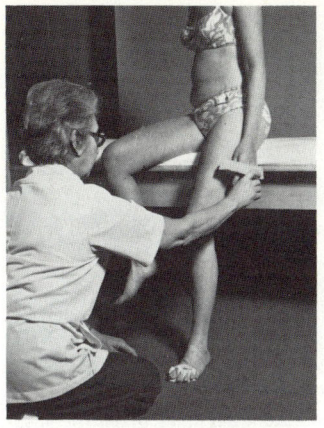
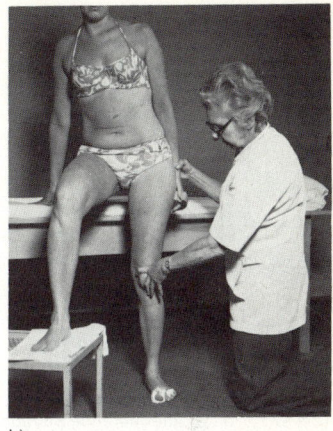

a)   b)

Abb. 56a u. b   a) Vorbereitung zum Stand auf dem betroffenen Bein. Das Gewicht wird auf das betroffene Bein genommen. b) Vorbereitung zum Stand auf dem betroffenen Bein. Streckung der Hüfte und des Knies, der Fuß steht dabei fest auf dem Boden

gut nach vorn, besonders das Becken und die Hüfte. Um dabei der Extensorenspastizität entgegenzuarbeiten, hält die Krankengymnastin mit der einen Hand seinen Fuß in voller Dorsalflexion, während sie mit ihrer anderen die Hand des Patienten supiniert und den Ellbogen gestreckt hält, so daß assoziierte Reaktionen mit Erhöhung der Flexorenspastizität nicht auftreten können. Wenn die Ferse gut auf dem Boden steht, wird der Patient aufgefordert, das Knie zu strecken und es gestreckt zu halten. Nötigenfalls wird ihm dabei geholfen. Dabei streckt sich auch seine Hüfte, und mit etwas Zuspruch ist es ihm vielleicht sogar möglich, das Gesäß minimal von der Unterlage zu heben. Eine Überstreckung des Knies wird durch die Kante der Liege verhindert; sie hält das Becken gut nach vorn. Auf diese Weise übt er den Quadrizeps und die Hüftextensoren ohne Streckspastizität, da sein Fuß in Dorsalflexion bleibt. Kann der Patient das Knie gestreckt halten, dann soll er kleine isolierte Bewegungen im Knie üben, d. h. abwechselnd Beugung und Streckung. Wenn er sich sicher fühlt und die Erfahrung der Belastung mit kontrollierten Bewegungen des Knies gemacht hat, dann soll er die gesunde Hand von der Unterlage wegnehmen, um noch mehr Gewicht auf das Bein zu legen. Dadurch wird ihm bewußt, daß das Bein kräftig genug ist, um darauf zu stehen (Abb. 56).

Bis jetzt hat der Patient gesessen. Aber nun soll er auch das gesunde Bein nach unten nehmen und den Fuß parallel zum betroffenen stellen. Er darf sich noch gegen die Liege lehnen, sich aber nicht an ihr festhal-

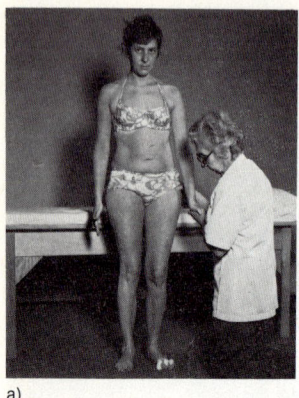
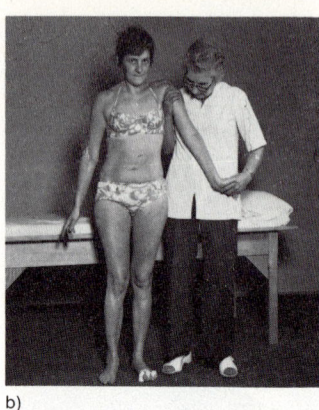

a)   b)

Abb. 57 a u. b   a) Alternierende Beugung und Streckung des Knies. b) Der Therapeut hält den Schultergürtel mit gestrecktem Arm und gestreckter Hand in Außenrotation nach oben

ten. Um anzufangen, soll sein Gewicht gleichmäßig auf beiden Beinen ruhen. Dann wird die Gewichtsverlagerung mit Betonung gegen die betroffene Seite hin geübt. Als nächstes wird der Patient aufgefordert, abwechselnd beide Knie zu beugen und zu strecken. Dann folgt das Beugen, während das andere Bein gestreckt bleibt. Gewöhnlich findet es der Patient schwierig unabhängige Aktionen eines Beines vorzunehmen, und beugt lieber beide Knie gleichzeitig. Hat er diese Schwierigkeit gemeistert, so wird die Behandlung in Richtung reziproke Aktion erweitert, d. h. ein Knie beugen, während gleichzeitig das andere gestreckt wird. Diese Bewegung ist zum Gehen grundlegend, und es ist wichtig, daß man sie erreicht (Abb. 57).

Bis jetzt durfte sich der Patient an der Liege anlehnen. Dies gab ihm Sicherheit, da er sich nicht ausbalancieren mußte. Jetzt wird er aufgefordert, die Hüften nach vorn und weg von der Behandlungsbank zu bringen. Vorher stand die Krankengymnastin vor dem Patienten; jetzt steht sie auf seiner betroffenen Seite. Sie legt einen Arm um seine Taille, um ihn ins Gleichgewicht und um seine Hüften nach vorn zu bringen. Der Patient soll den Kopf hochhalten, weil der Blick nach unten die Hüftstreckung schwierig macht. Fühlt er sich sicher ohne Stütze der Behandlungsbank und mit dem vollen Gewicht auf dem betroffenen Bein, dann soll er die Ferse des gesunden Fußes vom Boden abheben, um das Balancieren auf dem betroffenen Bein anzufangen. Dem folgt nach und nach ein kleiner Schritt vor und zurück mit dem gesunden Fuß. Diese Schritte sollen nicht nur kurz sein, sondern auch langsam gemacht werden, so daß der Patient so lange als möglich das volle Gewicht auf dem Bein behält. So lernt er auch, das Gewicht auf das Standbein zu verla-

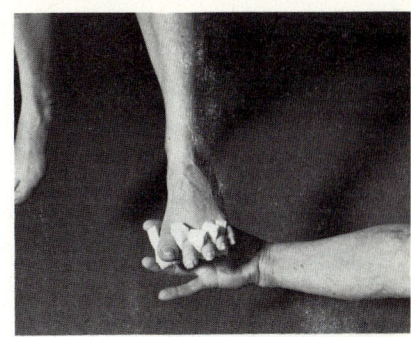

Abb. 58 „Zehenspreizer" aus Schaumstoff für die Zehen, um die Plantarflexion und Zehenkrallen zu hemmen.

gern, und bringt das Becken mit gestreckter Hüfte nach vorn. Wird dies nicht ganz früh geübt, dann gewöhnt sich der Patient daran, ungleich lange Schritte zu machen, oder er macht lange schnelle Schritte mit dem gesunden Bein und zieht dann das betroffene Bein zum gesunden Fuß nach. Manche Patienten tun genau das Gegenteil. Sie machen große Schritte mit dem betroffenen Bein, können aber dann ihr Gewicht nicht weit genug nach vorn über den betroffenen Fuß verlagern, weil die Dorsalflexion ungenügend ist. Dann müssen sie einen schnellen kurzen Schritt mit dem gesunden Fuß machen, um ihn auf die Höhe des betroffenen zu bringen.

Die Extensorenspastizität stört die Dorsalflexion des Fußes und der Zehen. Bei den meisten Patienten finden wir beim Stehen und beim Gehen eine exzessive Plantarflexion der Zehen. Bei einigen krallen sich die Zehen sogar unter den Fuß und werden schmerzhaft. Ein „Zehenspreizer" aus Schaumstoff hilft die Zehen auseinander zu halten. Ihre Abduktion wirkt gegen die Plantarflexion und reduziert die Extensorenspastizität des ganzen Fußes, ja oft sogar die des ganzen Beines (Abb. 58). Legt die Krankengymnastin ihre Hand unter den Fußballen des Patienten, so fühlt sie einen starken Druck und daß der Patient tatsächlich gegen ihre Hand stößt. Dieser Druck versteift sein Knie und verhindert die Dorsalflexion des Fußes und der Zehen. Das ist für die Schwungphase des Beines beim Gehen ein großes Hindernis, denn so kann der Patient das Knie und den Fuß nicht lösen, um einen Schritt nach vorn zu machen. Es stört auch die Belastung auf der Ferse und die Gewichtsverlagerung von der Ferse zu den Zehen.

Deshalb legt die Krankengymnastin bei der Behandlung ihre Hand unter den Fußballen des Patienten, hebt die Zehen und flektiert den Fuß dorsal, während der Patient auf der Ferse steht. Dies wird so lange gemacht, bis kein Druck mehr zu fühlen ist. Dann wird der Vorfuß langsam wieder zum Boden gelassen und damit der Druck nach unten verhütet.

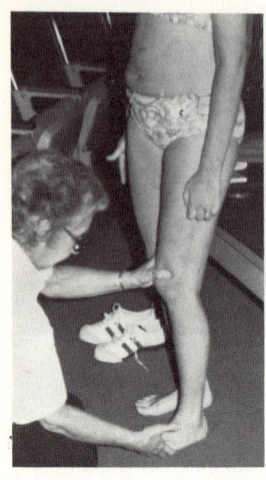

Abb. 59 Schritt nach vorn mit dem betroffenen Bein. Der Therapeut kontrolliert den Druck des Beines und der Zehen nach unten. Beachte: Durch diese Kontrolle der Extensorenspastizität wird das Knie mobil gehalten

Dadurch wird das Ausmaß der Dorsalflexion größer, und der Patient wird aufgefordert, sein Gewicht mit gestreckten Hüften gut nach vorn zu bringen (wie beim Gewichtsverlagern), um einen Schritt mit dem gesunden Bein nach vorn zu machen (Abb. 59).

Behandlung für den Gang

Leider wird vielen Patienten eine kurze Schiene verordnet. Sie würden sie gar nicht brauchen, wenn in der Behandlung früh genug die Dorsalflexion des Fußes und der Zehen im Stand und die Gewichtsverlagerung über dem betroffenen Fuß geübt würde, d. h. geübt, ehe der Patient laufen darf. Eine Schiene kann bei Patienten mit großem sensorischem Defizit nötig sein, denn diese fühlen nicht, wenn sie mit dem Fuß falsch aufkommen. Bei einigen Fällen besteht keine Gefahr des Umknickens und wenig Spastizität im Bein, aber eine aktive Dorsalflexion des Fußes ist unmöglich: der Fuß hängt eher, als daß er nach unten stößt. Um den Fuß gebeugt zu halten, ist eine kleine Schiene, die der Wade angepaßt und am Schuh befestigt ist, einer gewöhnlichen Schiene vorzuziehen.

Obwohl sich der Patient eventuell mit einer Schiene sicherer fühlt und auch eine für längere Ausgänge braucht, hat sie doch einige Nachteile:

1. Der Patient, der eher schlaff als spastisch ist, zeigt in der Hüfte und im Knie mehr Beuge- als Streckspastik, obwohl er den Fuß aktiv dorsal flektieren kann. Die Schiene verhindert, da sie den Fuß in Dorsalflexion hält, die Extensorenaktivität im Knie und in der Hüfte. Die Hüfte bleibt leicht gebeugt und ist instabil. Um das Knie zu stabilisieren, blockiert es der Patient in Überstreckung.

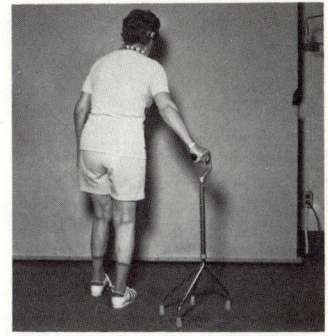

Abb. 60 Gehen mit dem Dreifuß. Das gesamte Gewicht ruht auf der gesunden Seite. Beachte: Verkürzung der betroffenen Seite

2. Im Fuß kann sich kein Gleichgewicht entwickeln, da die Aktivität und das Empfinden im Fuß eingeschränkt sind und dadurch eine Muskelatrophie auftreten kann.

3. Ein Fußklonus kann durch den Streckreflex bei Patienten mit mäßiger oder leichter Spastizität hervorgerufen werden.

Beim Gehen mit dem Patienten sollte die Krankengymnastin, die Schwester oder die Verwandten niemals auf der gesunden Seite sein, da er auf dieser Seite selbst das Gleichgewicht halten und seine Bewegungen kontrollieren kann. Hat man im Stand das Gleichgewicht und die Gewichtsverlagerung geübt und ist der Patient fähig, kleine Schritte mit dem gesunden Bein vor und zurück zu machen, dann sollte er mit einem normalen Stock auskommen und keinen Dreifuß oder Vierfuß als Stütze mehr benötigen (Es gibt jedoch einige Ausnahmen, z. B. sehr alte Patienten und solche mit starkem sensorischem Defizit auf der betroffenen Seite). Stützt sich der Patient schwer auf den Dreifuß, dann liegt das ganze Gewicht auf dem gesunden Arm und Bein, und der Rumpf neigt sich hinüber zur Stütze (Abb. 60). Das verkürzt die betroffene Rumpfseite und das Bein; der Patient bewegt sein Bein mit steifem Knie und Zirkumduktion der Hüfte nach vorn. Der Zug der Seitbeuger des Rumpfes auf der betroffenen Seite beim Hochheben des Beckens verstärkt die Beugespastizität nach unten. Die Krankengymnastin soll dem Patienten nicht beibringen, das Knie in der Standphase zu blockieren, da das zur Überstreckung führt und später schwer zu korrigieren ist. Wenn man ihn die Hüfte gut strecken und nach vorn bringen läßt, streckt sich auch sein Knie, aber ohne Überstreckung (Abb. 61). Alle verschiedenen Phasen beim Gehen kann man im Stehen vorbereiten. Dann sollte es nicht nötig sein das Knie zu schienen, da dies die Beugung beim Schritt verhindert und so die Zirkumduktion zur Notwendigkeit macht. Bei einigen Fällen kann es vorzuziehen sein, dem Patienten das Gehen mit leicht gebeugtem Knie beizubringen, aber nur als temporäre Maßnahme.

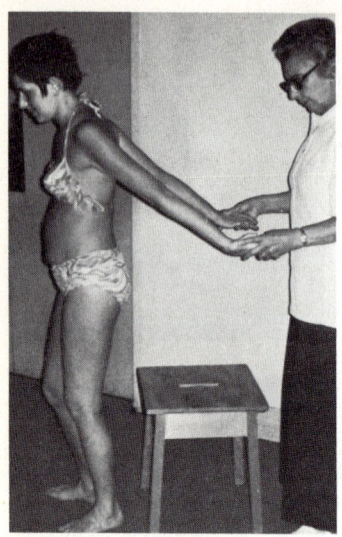

Abb. 61 Vorschieben des Beckens über das betroffene Bein. Dies verhütet die Überstreckung des Knies

Die Gangschule soll von Anfang an ohne Stock gemacht werden, damit der Patient ein symmetrisches Gehmuster mit Belastung auf dem betroffenen Bein entwickelt (Die Schwester oder Krankengymnastin sollte den Patienten jedoch unterstützen und helfen, bis er genügend Gleichgewicht hat und nicht mehr in Gefahr ist umzufallen). Viele Patienten sind dann später fähig, ohne einen Stock zu gehen, zumindest zu Hause. Draußen brauchen sie ihn zum sicheren Gehen.

Um ein einigermaßen normales Gangbild zu bekommen, müssen das Gleichgewicht, die Körperhaltung und die Gewichtsverlagerung geübt werden. Für die Schwungphase braucht der Patient eine verringerte Spastik in der Hüfte, dem Knie und dem Fuß, um das Bein zu heben und einen Schritt zu machen. Ebenso braucht er die Kontrolle über das gestreckte Bein, wenn er den Fuß auf den Boden bringt. Wenn man alles das zuerst im Stand übt, dann wird er ein besseres Gangbild entwickeln, als wenn er sofort ohne die nötige Beinkontrolle gehen muß. Analysieren wir die Schwierigkeiten des Patienten beim Gehen, dann finden wir zwei Hauptprobleme:

1. während der Standphase der Mangel an Gleichgewichtsreaktionen des kranken Beines bei Gewichtsverlagerungen,

2. in der Schwungphase mit dem betroffenen Bein ohne Zirkumduktion einen Schritt vorwärts zu machen, d. h. ohne das Becken hochzuziehen.

Ist die Extensorenspastizität stark, dann hat der Patient mit der Schwungphase mehr Schwierigkeiten als beim Stand und bei der Belastung, obwohl Gleichgewicht und Gewichtsverlagerung Probleme sind: Sein Knie und der Fuß sind zu steif, um einen Schritt zu machen. Patienten mit geringer Streckspastizität – dafür mit einer Beugetendenz und Abduktion des Beines –, finden den Stand und die Gewichtsübernahme problematischer. Diese Patienten können ihr Bein leicht zum Schritt heben, aber sie fallen auch leicht zusammen, wenn sie darauf stehen und das gesunde Bein für den nächsten Schritt heben. Sowohl die Stand- als auch die Schwungphase müssen gut vorbereitet sein, ehe man ein gutes Gehmuster erhalten kann.

Standphase

Der Patient neigt dazu, sein Bein starr gestreckt zu halten, und stößt mit dem Vorfuß und den Zehen gegen den Boden, was eine Dorsalflexion im Sprunggelenk und die Belastung nach vorn auf das betroffene Bein hemmt. Um die Ferse trotz ungenügender Dorsalflexion auf dem Boden zu lassen, überstreckt der Patient das Knie und beugt die Hüfte. Sein Bein ist unbeweglich, und er hat daher ungenügend Balance, um sicher auf ihm zu stehen, wenn er das gesunde Bein zum Schritt nach vorn hebt. Selbst wenn er auf beiden Füßen steht, hat er Angst, sein Gewicht vom gesunden Bein auf das kranke zu verlagern. Gewöhnlich steht er mit voller Belastung auf dem gesunden Bein, das kranke ist abduziert und ohne Belastung. Es ist schwer für ihn mit den Füßen parallel und nah beieinander zu stehen, aber es ist das beste Mittel, um nach und nach etwas Gewicht auf das kranke Bein zu bringen.

Bei der Behandlung läßt man den Patienten vor der Behandlungsbank stehen, die Füße nah zusammen. Die Krankengymnastin steht auf seiner kranken Seite. Mit einer Hand unterstützt sie ihn unter der Achsel, um den Schultergürtel zu heben, mit der anderen unterstützt sie seine Hand mit gestrecktem Handgelenk und Ellbogen. Dann wird der Patient aufgefordert, die Hüfte zur Krankengymnastin hin zu bewegen und damit sein ganzes Gewicht auf die betroffene Seite zu bringen. Fühlt er sich sicher, dann soll er ganz kleine Schritte vor und zurück machen. Wenn er zurücktritt, soll sich der gesunde Fuß gut hinter dem kranken bewegen. Er soll den Rumpf nicht nach vorn und die Hüfte beugen, sondern sie gut gestreckt halten, da dies der Überstreckung des Knies entgegenarbeitet. So lernt er, das Gewicht über das Standbein zu verlagern und jede Phase zu kontrollieren.

Ist der Patient in Schrittstellung, soll er das ganze Gewicht auf dem kranken Bein halten und darauf balancieren; der gesunde Fuß soll dabei vorn sein. Dann soll er sein Gewicht nach vorn über das gesunde verlagern; das kranke bleibt dabei hinten stehen, mit der Ferse am Boden. Das größte Gleichgewichtsproblem stellt sich ein, wenn er sein ganzes

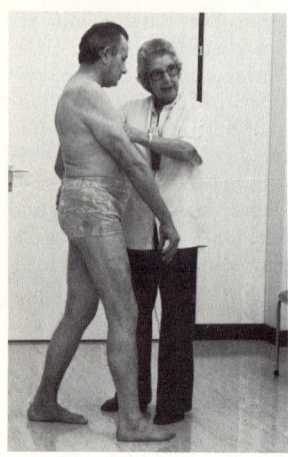

Abb. 62   Belastung und Balance auf dem betroffenen Bein; das gesunde steht vorn

Gewicht auf dem kranken Bein hat, während das gesunde vorn bleibt:
Er fällt leicht nach hinten, wenn er die Hüfte des belasteten Beines
beugt. Um die Mobilität des belasteten Beines zu sichern, übt man
kleine isolierte Bewegungen im Knie, d. h. abwechselnd Beugung und
Streckung (Abb. 62).

Schwungphase

Da das Bein des Patienten in Streckung steif ist und sein Fuß auf den Boden stößt, hat er Schwierigkeiten das kranke Bein nach vorn oder hinten
zum Schritt zu bringen, ohne die Hüfte hochzuziehen und das Bein zu
zirkumduzieren. Man sollte ihm nicht beibringen, sein Bein so hoch als
möglich zu heben, da er dies nur mit Heben des Beckens tun kann. Statt
dessen sollte man ihm helfen, ehe er einen Schritt macht, das Knie zu lösen, leicht zu beugen und dann das gebeugte Knie mit gesenktem Bek-
ken nach vorn zu bringen (Abb. 63). Selektive Kniebewegungen wurden
schon im Stand auf dem betroffenen Bein geübt, aber das Knie zu beugen und die Hüfte gestreckt zu halten, wenn das kranke Bein hinter dem
gesunden steht, ist für ihn noch schwieriger. Die Hüftstreckung mit gebeugtem Knie wurde vorher in Rückenlage geübt und sollte jetzt wieder
geübt werden, indem das Bein über die Kante der Behandlungsbank
hängt, die Hüfte voll gestreckt und das Knie beugt. Bei jüngeren Patienten, bei denen die Bauchlage im Gegensatz zu den alten Patienten kein
Problem ist, kann man die Kniebeugung in Bauchlage üben. Die Krankengymnastin beugt das Knie des Patienten so lange, bis sie keinen Widerstand gegen die Beugung spürt. Dann soll der Patient das Knie ge-

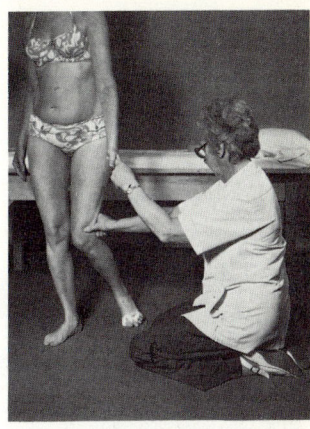

Abb. 63 Beugung des Knies mit gestreckter Hüfte, ohne das Becken vor dem Schritt
nach oben zu ziehen

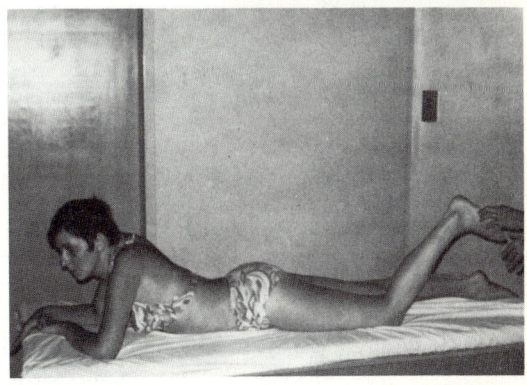

Abb. 64 Vorbereitung der Kniebeugung mit gestreckter Hüfte und dorsal flektiertem
Fuß als Vorbereitung zum Gehen ohne Zirkumduktion

beugt und verschiedene Grade der Beugung beibehalten können, wenn
das Bein nach und nach gestreckt wird (Abb. 64).

Jetzt soll sich der Patient ganz auf sein gesundes Bein stellen, das kranke
leicht dahinter; er wird aufgefordert, das kranke Knie zu entspannen
und zu beugen. Dabei adduziert er den Oberschenkel, so daß sein Knie
nah zum gesunden Knie kommt. Der Fuß soll in Pronation auf dem Boden bleiben. Dies gibt ihm ein Muster von Adduktion bei gebeugtem
Knie und gesenktem Becken. Jetzt ist das Bein entspannt und in der
Lage, einen Schritt nach vorn zu machen (Abb. 65). Wenn der Patient
anfängt, einen Schritt zu machen, dann wird dennoch noch etwas Druck
der Zehen gegen den Boden vorhanden sein, der dann eine Supination

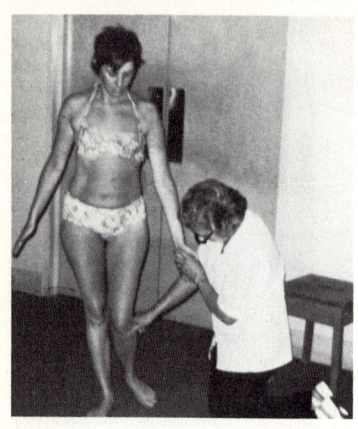

Abb. 65 Beugung im Knie mit gestreckter Hüfte, um ohne Zirkumduktion einen Schritt zu machen

des Fußes und die Versteifung des Knies hervorruft. Damit kann er das Knie nicht lösen und beugen oder den Fuß und die Zehen dorsal flektieren, um einen normalen Schritt nach vorn zu machen: Er muß einen Schritt mit steifem Knie und plantar flektiertem Fuß tun. Um mit den Zehen nicht auf dem Boden zu schaben, muß er das Becken hochziehen und das Bein zirkumduzieren. Deshalb hebt die Krankengymnastin seinen Fuß vom Boden, gerade soviel, wie es der Patient zum Schritt nach vorn machen würde, und testet den Widerstand gegen diese Bewegung. Dann setzt sie den Fuß wieder nach unten und sagt ihm, er solle nicht nach unten stoßen. Als nächstes soll er den Fuß heben, ohne sein Becken nach oben zu ziehen; während er dies tut, muß die Krankengymnastin eventuell seinen Fuß kontrollieren und die Supination verhindern.

Der Patient soll ebenso kleine alternierende Bewegungen von Beugung und Streckung im Knie üben, während er die Zehen auf dem Boden behält (Abb. 66 a u. b). Kann er dies, ohne sein Knie wieder zu versteifen, dann soll er einen Schritt vorwärts machen. Die Krankengymnastin kann den Fuß führen und dabei die dorsal flektierten Zehen kontrollieren, um eine Supination und den Druck gegen den Boden zu vermeiden, wenn er den Fuß vorn absetzt. Als Steigerung kann man dasselbe machen, aber das Bein des Patienten weiter hinter dem gesunden lassen, d. h. in einer Stellung, die er für einen größeren Schritt braucht. Das Lösen der Extensorenspastizität im Knie ist dann schwieriger, da die Hüfte voll gestreckt ist und die Zehen leichter gegen den Boden pressen (Abb. 66 c).

Setzt der Patient den Fuß vorn auf, dann muß er lernen, das Gewicht des Beines zu kontrollieren, wenn er es zum Boden senkt. Er soll das Bein nicht fallen lassen, sondern den Fuß sacht absetzen. Das Knie und den Fuß darf er nicht versteifen, wenn er den Boden berührt, da dies eine

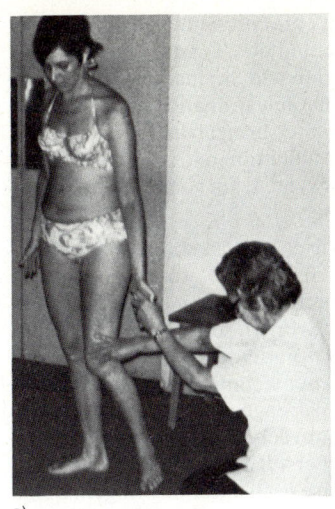

a)

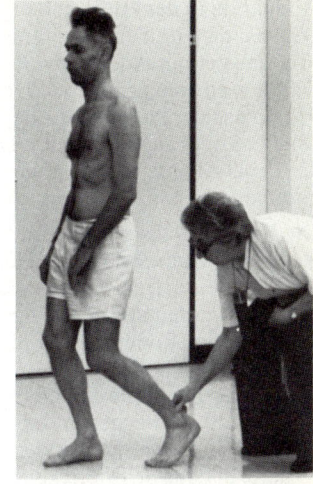

b)

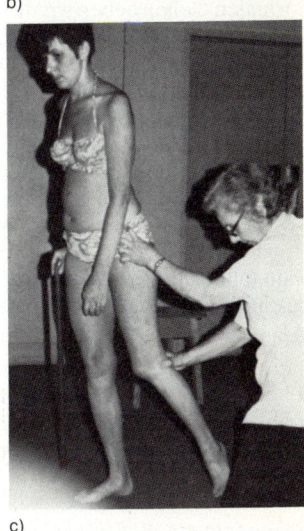

Abb. 66a–c a) Der Patient macht kleine alternierende Bewegungen von Beugung und Streckung im Knie. b) Vor dem Schritt nach vorn wird die Dorsalflexion des spastischen Fußes kontrolliert. c) Für einen größeren Schritt wird die Beugung des Knies im betroffenen Bein geübt, wenn es weiter hinten steht. Dies ist schwieriger, da die vermehrte Hüftstreckung die Kniebeugung erschwert

c)

Plantarflexion und Supination im Fuß hervorruft und das Fersen-Zehen-Aufsetzen unmöglich macht. Ist der Fuß steif, wenn er auf dem Boden aufkommt, wird die Gewichtsverlagerung über das nun belastete Bein unmöglich. Dann wird die Achillessehne verspannt, und der Patient überstreckt das Knie. Einige Patienten vermeiden das Problem des Fersenaufsetzens, indem sie das gestreckte Bein in Außenrotation und

Abduktion in der Hüfte halten. Die Außenrotation und die Abduktion gehören dem totalen Flexorenmuster an und brechen das totale Extensorenmuster mit Adduktion, Plantarflexion und Supination im Fuß auf. Damit wird eine genügende Dorsalflexion mit Pronation im Fuß möglich, so daß der Patient seine Ferse nach unten bringen kann, obwohl das Knie in Streckung steif bleibt. Die Zirkumduktion und das Hochziehen des Beckens sind jedoch immer noch notwendig, um vom Boden wegzukommen.

Die Kontrolle des gestreckten Beines wurde in Rückenlage und im Sitz geübt, soll jetzt aber im Stand und beim Gehen geübt werden. Nachdem der Patient sein Bein vorgebracht hat (das Knie führt, es soll nicht höher gehoben werden als für einen normalen Schritt), senkt er den Fuß sehr langsam zum Boden. Es ist nutzlos dem Patienten beizubringen, das Bein hochzuheben. Selbst wenn er es lernen könnte, würde er lediglich ein totales Beugemuster mit großer Anstrengung einsetzen, und der Arm würde sich beugen und spastischer werden. Er würde das Bein senken, indem er den Fuß mit den Zehen zuerst nach unten stoßen würde. So hätte er dann Schwierigkeiten, die Ferse nach unten zu bringen. Beim normalen Gehen heben wir das Bein nicht vorn hoch, sondern bringen es mit dem gebeugtem Knie führend und mit starker Dorsalflexion des Fußes und der Zehen nach vorn. Die Krankengymnastin kontrolliert, wenn sie den Patienten einen Schritt machen läßt, den Fuß in Dorsalflexion, und prüft, ob der Druck des Fußes gegen ihre Hand besteht (Abb. 67). Fühlt sie Druck, dann läßt sie den Patienten den Fuß wieder leicht anheben. Ist der Fuß ohne Belastung auf dem Boden, dann soll er isolierte Bewegungen des Knies wiederholt ausführen, um das Bein für den Schritt nach hinten mobil zu halten. Diesmal führt die Ferse nach hinten. Er wird aufgefordert, sehr kleine Schritte nach hinten und vorn zu machen, ohne die Hüfte hochzuziehen. Falls nötig, kann die Krankengymnastin sein Becken auf der betroffenen Seite nach unten halten.

Meist ist es für den Patienten leichter auf einer Linie seitwärts als vor und zurück zu gehen, wenn man die Bewegung des Knies haben will, besonders wenn er seitwärts zur gesunden Seite geht. Geht er seitwärts zur kranken Seite, dann muß er sein volles Gewicht auf dieses Bein bringen. Man muß sich vergewissern, daß der Patient den kranken Fuß nicht vor die Linie setzt.

Behandlung in Bauchlage und im Kniestand

Seit der ersten Auflage dieses Buches habe ich gefunden, daß die Behandlung in Bauchlage und im Kniestand für die älteren Patienten mit einer Hemiplegie nur von begrenztem Wert ist. Viele haben Kreislaufschwierigkeiten und ertragen die Bauchlage nicht. Das Knien ist oft für die Patienten mit Arthrose und steifen Gelenken unbequem oder schmerzhaft. Dies gilt auch für die sehr schweren Patienten, die viel-

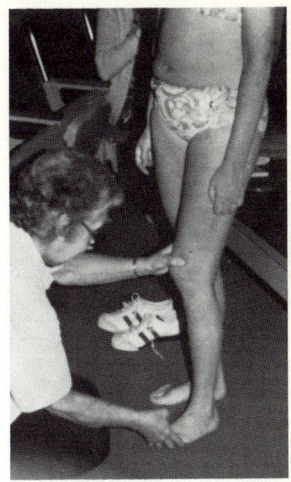

Abb. 67 Der Patient macht einen Schritt nach vorn. Der Therapeut kontrolliert und hemmt die Extensorenspastizität, die mit dem Druck des Fußes nach unten einhergeht

leicht sogar ohne Hemiplegie schwer auf den Boden und wieder hochkommen. Das Gute, das man von der Behandlung in Bauchlage oder im Kniestand erreichen kann, kann man auch durch funktionellere Aktivitäten des täglichen Lebens erhalten. Man kann z. B. den Unterarmstütz und Bewegungen des Ellbogens und der Hand an einem Tisch sitzend üben. Der Stütz auf dem gestreckten Arm kann vor einer Wand oder einem Tisch stehend geübt werden.

Es ist jedoch sehr wichtig, daß alle Patienten beigebracht bekommen, wie sie wieder vom Boden hochkommen, falls sie einmal fallen. Sie müssen lernen, sich zur gesunden Seite hin aufzusetzen, zum halben Kniestand mit dem gesunden Bein vorn hochzukommen und mit der gesunden Hand nach einer Stütze zu fassen und aufzustehen. Die Behandlung im Vierfüßlerstand, Kniestand und halbem Kniestand hilft ihnen vom Boden aufstehen zu üben und nimmt dem Patienten etwas die Angst vor dem Fallen. Die Behandlung im Kniestand ist wichtig, um die Belastung auf dem kranken Bein ohne totales Streckmuster vorzubereiten. Auch ist er wichtig, um Arm und Hand in Streckung zur Unterstützung und Balance zu benutzen. Aber diese Behandlung ist nur für die jungen und mobilen Patienten brauchbar.

Dem Patienten wird beigebracht, auf Händen und Knien zu gehen, indem er sein krankes Bein zuerst beugt und sofort das Gewicht darauf lagert. Der kranke Arm sollte, wenn nötig, unterstützt, der Ellbogen in Streckung gehalten und die Hand flach mit gestreckten Fingern und abduziertem Daumen auf die Unterlage gelegt werden. Das Körpergewicht sollte gut über dem kranken Arm und dem Bein verteilt sein. Dann

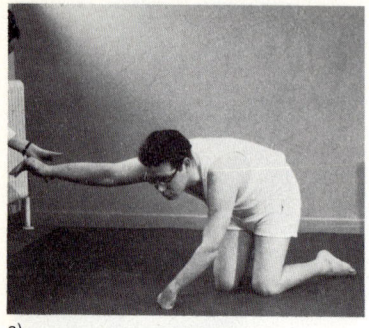

a)

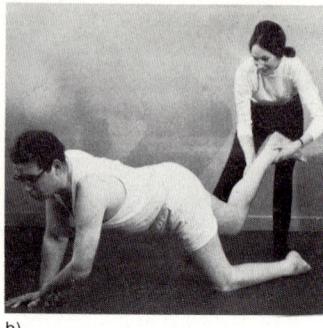

b)

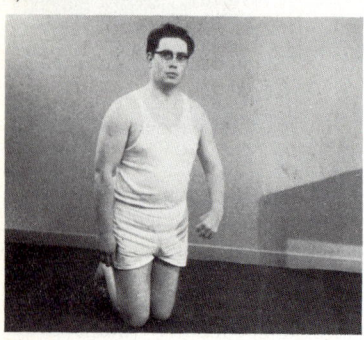

c)

Abb. 68 a–c   a) Der Patient im Vierfüßlerstand. Er soll den gesunden
Arm heben. Beachte: schlechtes
Gleichgewicht und ungenügender
Armstütz auf der betroffenen Seite.
b) Vor- und Zurückschaukeln mit
Balance auf dem betroffenen Knie.
c) Kniestand. Das Gewicht ruht auf
der betroffenen Seite; beachte jedoch die leichte Retraktion der betroffenen Seite

läßt man den Patienten vor, zurück und zur Seite schaukeln, um Beweglichkeit und Gleichgewichtsreaktionen zu erhalten. Später wird der gesunde Arm oder das Bein abgehoben, und der Patient muß sein Gewicht
hauptsächlich auf die kranke Seite verlagern. (Abb. 68 a u. b)

Aus dem Vierfüßlerstand läßt man den Patienten Kopf und Rumpf heben, so daß er nur noch auf den Knien steht. In dieser Stellung ist es oft
schwierig, die volle Hüftstreckung zu erreichen, besonders auf der kranken Seite. Eine starke Tendenz, weniger Gewicht auf dem kranken Bein
als auf dem gesunden zu haben, ist vorhanden (Abb. 68 c). Um die Hüftstreckung zu fördern, eleviert man die Arme des Patienten zuerst in Außenrotation und legt dann seine Hände auf die Schulter des Therapeuten, der vor ihm steht. Der Behandler steht auf der betroffenen Seite und
senkt den betroffenen Arm des Patienten in Außenrotation mit unter-
stützter Hand und gut gestrecktem Handgelenk zur Seite. Die Krankengymnastin bewegt den Körper des Patienten so weit als möglich gegen
die kranke Seite, um mehr Gewicht auf diese Seite zu bringen und um
Gleichgewichtsreaktionen des kranken Beines zu bahnen. Dasselbe
kann man üben, wenn der Patient an einem Stuhl oder Hocker steht und

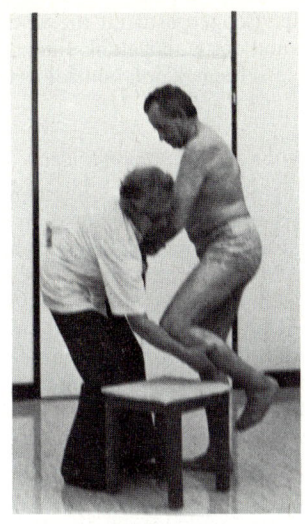

a)

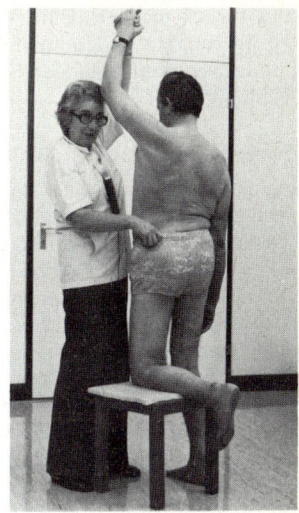

b)

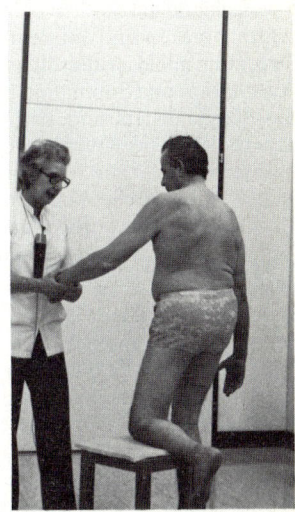

c)

Abb. 69a–c a) Der Therapeut hilft das Knie des Patienten auf einen Hocker zu bringen. b) Streckung der Hüfte mit gebeugtem Knie auf dem Hocker. c) Während das betroffene Bein auf dem Hocker bleibt, macht das gesunde Bein kleine Schritte vor und zurück. Beachte: Dadurch kann man die Belastung auf der betroffenen Hüfte vorbereiten

das betroffene Knie auf dem Sitz ruht. Das macht sowohl die Hüftstrekkung als auch die Belastung auf der betroffenen Hüfte leichter als im Kniestand auf dem Boden. Um eine volle Belastung und Balance zu erhalten, läßt man den Patient kleine Schritte mit dem gesunden Bein vor und zurück machen. Eine Verstärkung der Beugespastizität im Arm wird verhindert, indem man den Ellbogen und das Handgelenk entweder in Streckung auf der Seite oder über seinem Kopf kontrolliert (Abb. 69).

Behandlung im zweiten Stadium zur Kontrolle der Armbewegungen

Zu diesem Zeitpunkt hat der Patient noch große Schwierigkeiten, den Arm gegen die Schwerkraft zu heben und oben zu halten. Die Flexorenspastizität des Rumpfes und des Schultergürtels mit ihrem Druck nach unten verhindert die Aktion der Strecker, d. h. des Serratus anterior, des Deltoideus und des Supraspinatus. Die Hemmung der Spastik kann leichter in Rückenlage erreicht werden, wie bereits im ersten Stadium der Behandlung (s. S. 105) beschrieben worden ist. Dies muß zur Vorbereitung des Gehens in aufrechter Stellung fortgesetzt werden. Im Stehen kann die Hemmung leichter erreicht werden als im Sitzen, da die Hüftstreckung im Stehen das Heben des Armes erleichtert, wogegen im Sitzen die Beugung der Hüfte und des Rumpfes die Hemmung der Spastik schwieriger macht.

Um den Arm heben zu können, muß der Patient zuerst einmal den Arm in verschiedenen Stadien beim Senken halten können. Er sollte den Ellbogen strecken und auf dem ganzen Weg nach unten gestreckt halten. Streckung allein ist allerdings nicht genügend. Der Arm soll auch in Außenrotation und Supination sein, da Innenrotation und Pronation Teile des Beugemusters sind, das dem Heben und Halten des Armes entgegenarbeitet. Die Kontrolle des gehobenen Armes in der Schulter ist leichter, wenn er zur Seite statt nach vorn und unten gehalten wird. dies ist der Fall, weil die Außenrotation und die Supination leichter seitlich als vorn gehalten werden können; die Kontraktion der Pektorales, die Teil der Beugesynergisten sind, ruft im Ellbogen eine Beugung hervor.

Der Patient kann seinen Arm leichter in Rückenlage, im Stand und im Sitzen gegen die Schwere halten als hochheben. Kann er seinen Arm auf dem Weg nach unten halten, dann kann er auch lernen, ihn von jedem Punkt aus, den er halten konnte, wieder nach oben zu heben. Zieht der Arm an irgendeinem Punkt der Abwärtsbewegung nach unten, dann fühlt der Therapeut Druck gegen die Unterstützung (die sehr gering sein sollte), und die Bewegung soll dann sofort wieder nach oben umgekehrt werden. Entweder geschieht dies durch die Krankengymnastin oder besser, falls es möglich ist, durch den Patienten. Der Patient lernt schnell den Moment erkennen wenn eine Beugespastik auftaucht und wenn sich sein Ellbogen zu beugen beginnt. Anfangs hält die Krankengymnastin die Hand des Patienten mit gestrecktem Handgelenk und gestreckten Fingern, den Daumen abduziert. Der Patient streckt den Ellbogen, indem er gegen die Hand der Krankengymnastin schiebt. Eventuell kann der Therapeut etwas intermittierenden Druck ausüben, um die Exten-

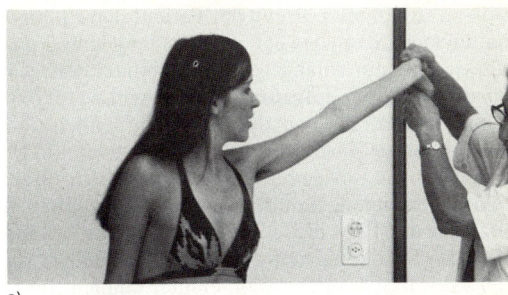

a)

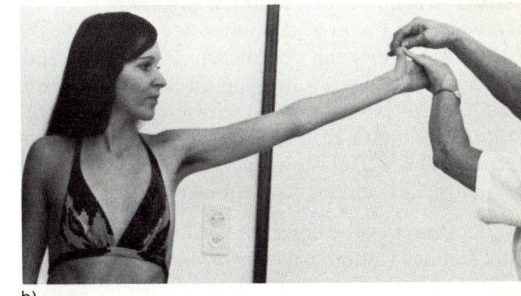

b)

Abb. 70a–d
a) Hemmen der Beugespastizität, um „Plazieren" und „Halten" des Armes möglich zu machen. Beachte: volle Streckung des Handgelenks und der Finger.
b) Ist der Widerstand der Handgelenksbeuger vermindert, dann benötigt man nur noch die Abduktion des Daumens mit Streckung der Finger. c) Nach erfolgreicher Hemmung der Flexorenspastizität kann die Armstellung aktiv mit geringer Unterstützung beibehalten werden, „Plazieren" ist jetzt möglich.
d) Der Patient hält jetzt den Arm ohne Hilfe oben. Beachte: Der Patientin kann jedoch den Arm noch nicht in Außenrotation halten

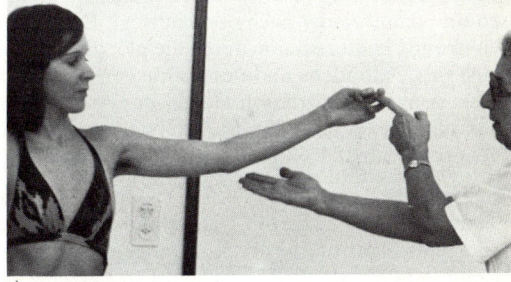

c)

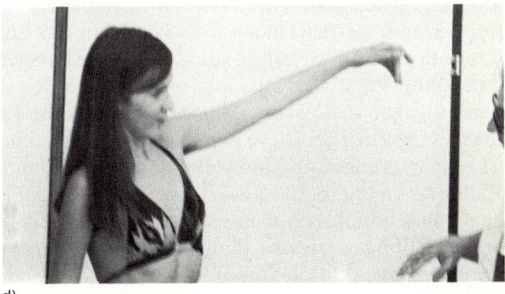

d)

sion zu stimulieren. Wenn der Patient den Ellbogen in voller Streckung halten kann, dann bewegt er seine Hand langsam zur Seite und nach unten, jedoch nur solange er den Ellbogen gestreckt halten kann. Dann wird der Patient aufgefordert den Arm wieder zu heben. Stufenweise wird das ganze Ausmaß der Bewegung seitlich zur horizontalen Abduktion hin ausgeführt. Solange die Außenrotation gehalten werden kann, wird dann die Bewegung diagonal nach vorn ausgeführt. Als Steigerung hält die Krankengymnastin dann nur ganz leicht die Finger des Patienten, um das Einschießen der Beugung zu verhindern. Nach und nach wird die Krankengymnastin dann ihre Hand an verschiedenen Punkten der Abwärtsbewegung wegnehmen können, und der Patient ist fähig, seinen Arm an solchen Punkten zu halten. Dies wird „Halten" genannt. An welchem Punkt auch immer der Patient die Abwärtsbewegung anhalten kann, er kann von diesem Punkt des „Haltens" den Arm auch wieder heben. Die Bewegung direkt nach vorn und unten mit Halten und Kontrolle des Armes ist schwieriger und sollte mit gut nach vorn gehaltener Schulter geübt werden, um eine Innenrotation zu vermeiden. Obwohl es das Ziel ist, werden die volle Außenrotation und Supination für lange Zeit unmöglich sein (Abb. 70).

Ist der Arm des Patienten eher schlaff als spastisch, dann kann die Kontraktion des Deltoideus, der für die horizontale Abduktion verantwortlich ist, durch plötzliches und unerwartetes Fallenlassen des Armes gebahnt werden. Der Arm wird jedoch nur ein kleines Stück fallen gelassen und dann wieder nach oben bewegt. Das Fallen ruft eventuell eine schützende Haltereaktion durch die plötzliche Dehnung im inneren Bereich des Deltoideus und des Supraspinatus hervor. Der Patient kann diese Reaktion sofort zum Heben des Armes ausnutzen, d. h. ehe die Wirkung wieder nachläßt. Dieser Trick ist nicht anwendbar, wenn eine Flexorenspastizität vorhanden ist.

Eine andere Technik, die aktive Extension des Armes zu stimulieren, nennen wir „Zug und Stoß". Die Hand des Patienten wird mit gestrecktem Handgelenk und gestreckten Fingern gehalten und der Arm zur Horizontalen oder darüber gehoben. Ein kurzer Zug, gefolgt von einem Stoß gegen den gestreckten Arm, wird an der Hand des Patienten ausgeführt. Damit werden eine mobile Streckung des Ellbogens und eine Haltefunktion in der Schulter stimuliert. Der Patient fühlt, daß er seinen Arm ohne Versteifen strecken kann. Durch den Zug, gefolgt von dem Stoßen gegen den gestreckten Arm, hemmt die Krankengymnastin die Flexorenspastizität. Diese Kombination aus Hemmung und Stimulation ist sehr wirkungsvoll. Man sollte dabei den Arm des Patienten in jeder Richtung halten, d. h. seitwärts, vorwärts, diagonal und nach und nach auch nach unten. Hat man eine ausreichende Aktivität in der Schulter und im Ellbogen erreicht, dann läßt die Krankengymnastin die Hand des Patienten los, und dieser soll den Arm dann ohne Hilfe hochhalten.

Das Hemmen der Beugespastizität muß während oder zwischen all den oben beschriebenen „Halteübungen" geübt werden, d. h. wenn der Arm des Patienten schwer und unkontrolliert oder ein Zug nach unten vom Behandler bemerkt wird.

Jetzt kann der Patient eventuell den Arm in der Schulter heben und halten, vorausgesetzt er hält den Ellbogen gestreckt. Kaum wird er aufgefordert, den Ellbogen zu beugen, so daß er die Hand zum Körper oder zu seinem Gesicht bringen kann, bricht das ganze Beugemuster mit Pronation und Abwärtsdruck der Rumpfseitbeuger und Druck im Schultergürtel nach unten ein. Er kann den Arm nicht länger oben halten. Für Funktionen wie Essen, Anziehen etc. muß der Patient unbedingt den Ellbogen beugen und supinieren und die Hand zum Fassen öffnen können, während er den Arm in der Schulter kontrolliert und stabilisiert. Die Behandlung muß deshalb dahingehend erweitert werden, daß man unabhängige Bewegungen des Ellbogens (ohne Fallenlassen des Armes) erhält.

Erarbeiten unabhängiger und kontrollierter Bewegungen im Ellbogen

Kontrollierte Bewegungen des Ellbogens werden zunächst mit unterstütztem Oberarm geübt. Die Beugung des Ellbogens, selbst mit Supination, stellt normalerweise für den Patienten keine Schwierigkeit dar, da sie mit der Beugespastizität ausgeführt wird. Die Umkehr zur Streckung ist jedoch schwer oder unmöglich.

Die Behandlung sieht folgendermaßen aus:

In Rückenlage oder im Sitzen kann jetzt der Patient den Arm gestreckt über dem Kopf halten. Er wird aufgefordert, den Ellbogen zu beugen, um mit der Handfläche den Scheitel zu berühren, ohne den Arm fallen zu lassen. Dem folgt das Strecken des Ellbogens. Vom Scheitel soll er seine Handfläche zur gegenüberliegenden Schulter bewegen, zurück zum Scheitel und hoch über den Kopf. Er kann auch das gegenüberliegende Ohr berühren, die Hand zur Schulter führen und dann den Arm entlang, als ob er sich wäscht. Jedesmal, wenn er die Hand nach unten bewegt, muß er sie auch wieder hoch bekommen. Er soll dabei die Schulter gut vorn halten; jede Retraktion der Schulter muß vermieden werden. Nötigenfalls muß der Therapeut die Schulter von hinten unterstützen und sie nach vorn halten. die Krankengymnastin kann auch ihre Finger gegen den medialen Rand der Skapula legen und sie in lateraler Richtung mobilisieren, um der Tendenz des Patienten entgegenzuarbeiten, das Schulterblatt medial zu fixieren.

Man kann unabhängige Bewegungen des Ellbogens auch üben, indem der Patient auf der betroffenen Seite liegt, den Arm gestreckt und in voller Außenrotation. Wieder soll die Schulter gut nach vorn gebracht sein. Dann wird der Patient aufgefordert, den Ellbogen zu beugen, um die

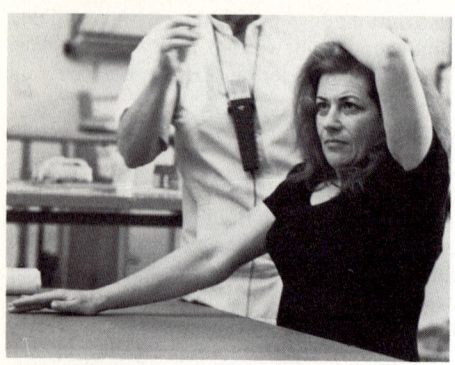

a)

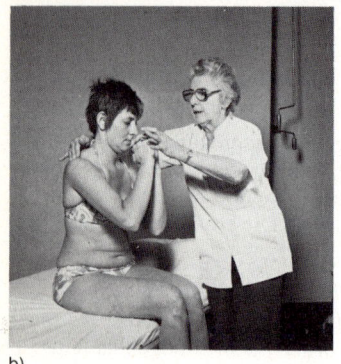

b)

Abb. 71a u. b a) Unabhängige Ellbogenbewegungen, während der Arm in der Schulter gehoben ist. b) Die gefalteten Hände werden zum Gesicht geführt. Beachte: Die rechte Hand der Therapeutin verhindert die Retraktion in der Schulter

Hand zum Mund zu bringen und dann wieder zu strecken. Diese Ellbogenbewegung soll in jeder Phase langsam und kontrolliert ausgeführt werden, da der Unterarm ab 90 Grad Beugung etwas dazu neigt zu pronieren und zu fallen. Fällt der Unterarm, so kann der Ellbogen kaum wieder gestreckt werden. Dieselben Bewegungen kann man in Rückenlage üben, den Arm des Patienten in horizontaler Abduktion oder etwas tiefer an seiner Seite. Er soll aus dieser Stellung heraus die Schulter mit supiniertem Unterarm berühren (vgl. Abb. 37a).

Im Sitzen kann man am besten üben, wenn der Unterarm auf einem Tisch ruht, die Schulter gut nach vorn gehalten wird, um das übliche Muster der Ellbogenbeugung mit Retraktion in der Schulter zu vermeiden. Die Beugung des Ellbogens mit Supination bringt die Hand zu seinem Mund und zur gegenüberliegenden Schulter oder zum Ohr. Tatsächlich lernt er hierbei Bewegungen zu kontrollieren, die er später zum funktionellen Gebrauch der Hand benötigt. Seine Hand soll offen bleiben; eine

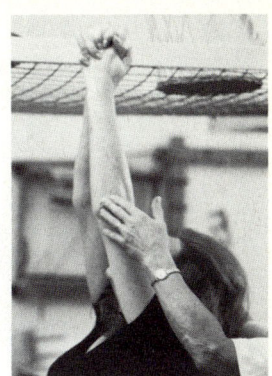

Abb. 72 Elevation der Arme mit gefalteten Händen, ehe sie auf den Kopf gelegt werden. Beachte: Der Therapeut hält die Oberarme, während der Patient die Ellbogen beugt

Innenrotation mit Pronation, die gern auftritt, wenn der Ellbogen voll gebeugt ist, soll vermieden werden.

Bis jetzt wurde der Oberarm des Patienten unterstützt, aber der Patient sollte allmählich die beschriebenen Bewegungen im Ellbogen üben, während er den Arm in der Schulter hält und bewegt (Abb. 71).

Übungen für den Patienten zu Hause

Wenn der Patient aus der Klinik entlassen wird, sollte ein Verwandter in der allgemeinen Handhabung des Patienten gut unterrichtet, geübt und auch in der Lage sein, diesem bei seinen Übungen zu helfen.

Die folgenden Übungen können vom Patienten eventuell ohne Hilfe der Krankengymnastin gemacht werden. Er sollte sie so oft als möglich während des Tages zusätzlich zur Behandlung ausführen. Anfangs muß man sie in die Behandlung einbeziehen, und nur diejenigen, die der Patient gut allein kann, soll er zu Hause ausführen.

Der Patient faltet die Hände mit ineinandergreifenden Fingern, der Daumen der betroffenen Hand über dem gesunden, um so viel Abduktion wie möglich zu sichern. Das Handgelenk soll in halber Supination und gestreckt sein. Die Pronation des betroffenen Unterarms muß vermieden werden. Im Sitzen oder Stehen bewegt er die Hände mit gestrecktem Ellbogen über den Kopf und legt dann die Hände auf den Kopf (Abb. 72). Die Ellbogen müssen auf gleicher Höhe sein; der kranke Arm soll in der Schulter nicht nach vorn ziehen. Dann legt der Patient die gefalteten Hände hinter den Kopf und hebt sie wieder hoch. Als nächstes legt er die gefalteten Hände auf seine Brust. Dabei muß er sicher sein, daß der kranke Arm nicht nach hinten zieht oder abfällt. Aus der Lage auf der Brust streckt er die Arme nach vorn, so daß die Hände eine Wand oder, wenn möglich, einen Spiegel berühren. Der betroffene

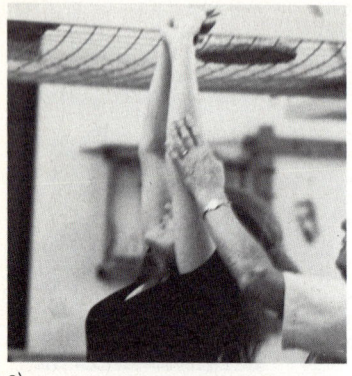

a)

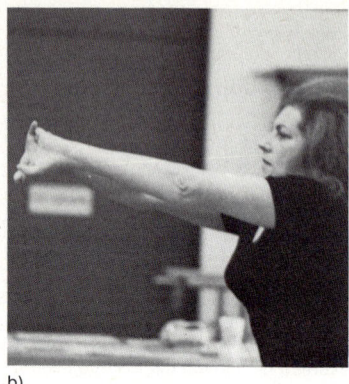

b)

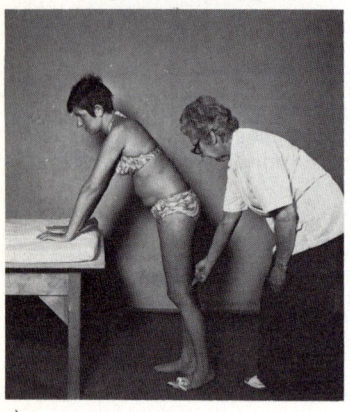

c)

Abb. 73 a–c a) Mit erhobenen Armen dreht der Patient die gefalteten Hände, so daß die Handflächen nach oben und vorn zeigen. b) Dasselbe mit nach vorn ausgestreckten Armen. c) Zurückgehen, während die Hände auf dem Tisch bleiben, entweder mit gefalteten Händen oder mit den Handflächen nach unten

Arm neigt immer dazu, sich etwas tiefer als der gesunde zu befinden, da die Depression der Schulter ihn nach unten zieht. Dem sollte entgegengearbeitet werden. Findet er dies zu schwer, dann soll er die Arme wieder über den Kopf hochheben und den Rumpf zur gesunden Seite hin beugen, um den Zug der Beuger der betroffenen Seite des Rumpfes und des Schultergürtels zu hemmen. Darauf soll er die gestreckten Arme wieder nach vorn gegen eine Wand strecken. Jetzt wird er es leichter finden, den kranken Arm auf der gleichen Höhe wie den gesunden zu halten.

Diese Übungen werden am besten vor einem Spiegel ausgeführt, so daß der Patient den betroffenen Arm sehen und die Bewegungen kontrollieren kann.

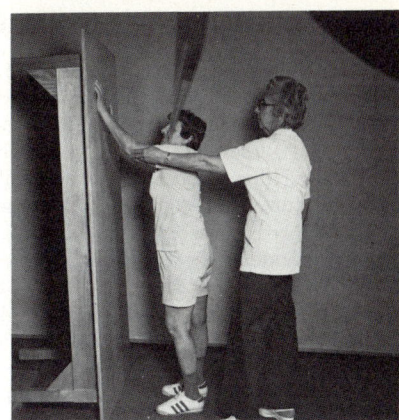

Abb. 74   Stand mit erhobenen Armen; die Handflächen liegen flach an der Wand. Beachte: Die Therapeutin unterstützt den Arm in der Schulter, um einen Druck nach unten zu vermeiden

Übungen mit gefalteten Händen, um die Streckung des Handgelenks und der Finger zu verbessern, können so ausgeführt werden:

Der Patient dreht die gefalteten Hände so, daß die Handflächen nach vorn zeigen und die Handrücken zu seiner Brust. Dann streckt er seine Arme über den Kopf, nimmt sie zurück zur Brust, dann nach vorn gegen eine Wand oder einen Spiegel (Abb. 73 a u. b). Schultern und Ellbogen sollen auf gleicher Höhe sein. Er gleitet mit den flach an der Wand liegenden Hände nach oben, unten und seitlich zur gesunden Seite. Letzteres hilft der Vorwärtsbewegung der Schulter. Er kann auch die Hände nach unten auf einen Tisch legen und sich auf ihnen abstützen. Er läßt die Hände auf dem Tisch, geht zurück, um eine gute Streckung seines Rumpfes mit vorgebrachten Schultern zu erhalten, dann geht er wieder nach vorn, immer noch auf die Hände gestützt (Abb. 73 c). Kann er dies mit gefalteten Händen, so kann er üben, die Hände flach an die Wand zu legen. In der Behandlung hilft ihm die Krankengymnastin den Daumen abzuspreizen und die gestreckten Finger auseinanderzubringen (zu Hause kann er dies anfangs mit der gesunden Hand tun). Dann beugt und streckt er seine Ellbogen; die Hände bleiben gestreckt an der Wand (Abb. 74). Wenn er seine betroffene Hand an der Wand halten kann, kann er die gesunde Seite davon wegdrehen. Dabei bleiben die betroffene Hand an der Wand, der Ellbogen gestreckt und der Arm in horizontaler Abduktion.

Von den beschriebenen Übungen gibt es zahllose Abwandlungen, die die Krankengymnastin erfinden kann. Sie machen die Behandlung für den Patienten interessanter.

Stadium relativer Wiederherstellung

Patienten, die dieses Stadium relativer Wiederherstellung erreichen, sind diejenigen, die zunächst nicht so schwer betroffen wurden und die eine gute spontane Heilung durchgemacht haben, oder diejenigen, die sich in der Behandlung gut gebessert haben. Diese Patienten können jetzt ohne Hilfe gehen, d. h. ohne einen Stock. Sie können den kranken Arm als Stütze benützen und können einen Gegenstand in der Hand halten, wenn er hineingelegt wird. Die Hand können sie jedoch nicht für Manipulationen gebrauchen oder haben dabei Schwierigkeiten. Es ist wünschenswert, daß diesen Patienten, die gewöhnlich jung sind, noch arbeiten können und ein unabhängiges Leben in der Gemeinschaft führen wollen, geholfen wird, so normal wie möglich in ihren Bewegungen zu werden. Dies erreicht man durch die Verbesserung der Gangqualität und indem man eine bessere Funktion der kranken Hand erarbeitet.

Es kann relativ leicht sein, eine Besserung im Gang und im Gleichgewicht zu erhalten. Ebenso kann man den Einsatz der Hand für einfaches Greifen und Öffnen und als „Unterstützung" für die gesunde Hand verbessern. Bei vielen Patienten ist jedoch der isolierte Einsatz der Finger, speziell des Daumens und des Zeigefingers, nicht zu erhalten. Selbst wenn eine Wiederherstellung unabhängiger Fingerbewegungen eintritt, kann das sensorische Defizit den Patienten seine Hand „vergessen" lassen. Er benutzt sie dann nur, wenn er daran denkt und nicht, wie normalerweise, automatisch.

Die Spastizität ist in diesem Stadium leicht und verhindert daher nicht die Bewegung. Eine flüchtige Verstärkung der Spastizität tritt jedoch auf, wenn sich der Patient anstrengt, schnell geht oder aufgeregt ist: Die Koordination verschlechtert sich dann. Sein Knie und der Fuß werden steif; die Beugung des Armes und die der Hand verstärken sich und erschweren den Einsatz der Finger für Manipulationen, machen sie ungeschickt und langsam. Der Patient kann z. B. eventuell die Finger einzeln bewegen und sogar den Daumen zum Zeigefinger opponieren, wenn er nichts in der Hand hält oder befingert. Will er jedoch für eine bestimmte Fertigkeit dieselben Bewegungen mit willentlicher Anstrengung einsetzen, dann beugen sich seine Finger und werden steif. Bei den meisten Patienten sind kleine lokalisierte Bewegungen des Ellbogens, des Handgelenks und der Finger, des Knies, des Fußes und der Zehen unmöglich. Obwohl der Patient das Bein beugen und strecken kann, beugt er es doch mit einem totalen Beugemuster und in Abduktion. Ebenso streckt er es in Adduktion und Innenrotation und mit Plantarflexion des Fußes und der Zehen. Er kann den Fuß und die Zehen dorsal flektieren, wenn er das Bein gebeugt hat, aber nicht, wenn das Bein gestreckt ist.

Seine Glieder bewegen sich noch zu sehr in totalen Mustern. Noch besteht ein Mangel an „wesenseigenen" Bewegungen und an der notwen-

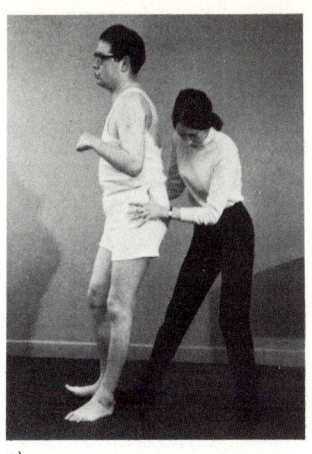
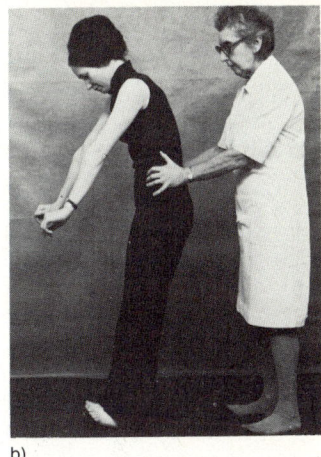

a)   b)

Abb. 75 a u. b   a) Zurückbewegen des Patienten. Beachte: normale Dorsalflexion im gesunden rechten Fuß (normale Gleichgewichtsreaktion) und ihr Fehlen im betroffenen Fuß. Der Patient stößt gegen den Boden. Außerdem tritt eine assoziierte Reaktion im linken Arm auf. b) Ein Gesunder wird nach hinten bewegt. Beachte: Dorsalflexion in den Füßen und Zehen; die Arme und der Kopf bewegen sich nach vorn

digen Vielfalt und den verschiedenen Kombinationen einzelner Bewegungsteile des ursprünglich totalen Musters. Die Auflösung oder das „Aufbrechen" totaler Synergien macht nicht nur selektive Bewegungen möglich, sondern auch das Wiederzusammensetzen solcher Bewegungen in neue und verschiedene funktionelle Muster. In einer Vorlesung über Spastizität erklärte der Neurologe Dr. Denis Williams die Rolle der Hemmung bei der Bewegungsproduktion. Er sagte: „Jemanden mit dem Zeigefinger herzuwinken, verlangt nicht nur die Kontraktion des Flexor indicis proprius – man hemmt auch die Beugung des ganzen Armes."

In der Behandlung wird die Hemmung für die Ausführung selektiver Bewegungen geübt, indem man Bewegungen in anderen Gelenken verhindert, z. B. wenn der Patient den Ellbogen, das Handgelenk oder die Finger, den Fuß oder die Zehen bewegt.

Behandlung zur Verbesserung des Gangbildes

Soll eine weitere Verbesserung des Gangbildes des Patienten erreicht werden, dann müssen wir noch mehr selektive Bewegungen im Knie erreichen, ebenso der Dorsal- und Plantarflexion des Fußes und der Zehen, und das unabhängig von der Stellung und der Bewegung der Hüfte. Die volle Dorsalflexion des Fußes und der Zehen ist für das normale

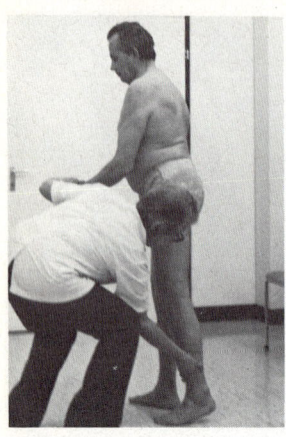

Abb. 76 Während der Patient einen Schritt mit dem gesunden Bein nach vorn macht, wird die Dorsalflexion des betroffenen Fußes erarbeitet

Gehen und das Abrollen von der Ferse zum Fußballen wesentlich. Ebenso ist sie für das Gleichgewicht im Stand auf dem betroffenen Bein als eine schützende Haltungsreaktion gegen das Fallen nach hinten absolut notwendig (Abb. 75). Ehe diese Reaktion nicht in der Behandlung erreicht ist, können wir auch kein Abrollen erwarten oder erarbeiten. Wir sollten daher zufrieden sein, wenn der Patient seinen ganzen Fuß sicher auf den Boden setzen kann, wie es die Kinder machen, ehe sie lernen, ihre Ferse zuerst auf den Boden zu bringen.

Beim Gehen braucht man mehr als 90 Grad Dorsalflexion im Fuß, um genügend Gewicht nach vorn über das Standbein zu verlagern. Dies wird in Schrittstellung geübt. Der gesunde Fuß steht gut vorn; der Patient bewegt seine Hüfte so weit als möglich nach vorn über den Fuß des gesunden Beines. Der Patient soll die Ferse des betroffenen Beines auf dem Boden lassen (Abb. 76). Dann soll er das Knie lösen, es beugen und nach vorn bewegen. Auch wenn die Ferse den Boden verläßt, sollten die Zehen bleiben und sich voll dorsal flektieren. Hier muß der Therapeut eventuell helfen, um die Supination des Fußes, wenn der Patient gegen den Boden stößt, zu vermeiden. Die Bewegung wird dann umgekehrt. Der Patient setzt die Ferse zurück auf den Boden. Er sollte nicht nach unten stoßen, sondern die Wadenmuskeln und Hüftbeuger sacht lösen, so daß die Hüfte vorn und gestreckt bleibt. Diese alternierende Bewegung sollte einige Male gemacht werden. Sind keine Extensorenspastizität und kein Druck mehr nach unten gegen den Boden vorhanden, soll der Patient einen Schritt vorwärts tun. Die Krankengymnastin muß vielleicht immer noch den Fuß in Dorsalflexion und Pronation kontrollieren. Der Patient soll mit dem Knie führen und die Hüfte unten halten und kleine Schritte vor und zurück machen. Beim Schritt zurück soll die

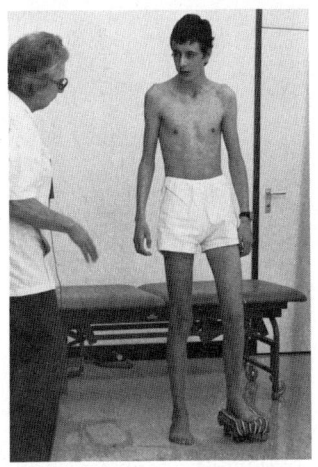
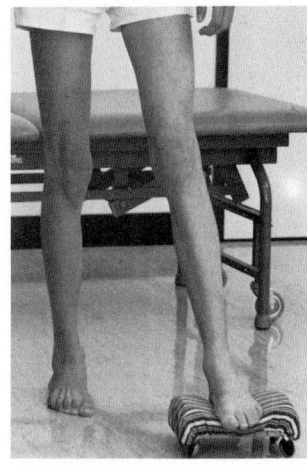

a)   b)

Abb. 77 a u. b a) Ein kleines Rollbrett wird mit dem betroffenen Bein zurückbewegt.
b) Das Rollbrett wird vorwärts bewegt

Ferse führen, und die Krankengymnastin, die den dorsal flektierten Fuß
kontrolliert, soll keinen Druck fühlen.

Man kann das Bein auch für die Schwungphase mobil halten, indem der
Patient den Fuß auf ein kleines Rollbrett setzt. Er übt dann das Brett mit
Bewegungen aus der Hüfte und dem Knie vorwärtsrollen. Der ganze
Fuß soll auf dem „Trolley" bleiben. Dies gibt dem Patient das Gefühl,
wie er das Bein beim Schritt bewegen soll und verhütet den unerwünsch-
ten Druck nach unten (Abb. 77). Es kann mit dem gesunden Fuß bewegt
werden, um Gleichgewichtsreaktionen des betroffenen Beines im Stand
zu verbessern. Das Rollbrett kann auch eingesetzt werden, um unabhängige Bewegungen im Knie des Patienten im Sitzen zu erhalten, besonders wenn der Patient das Brett nach hinten gegen den Stuhl fährt.

Der Patient kann selbst lernen, jeglichen Druck des Beines zu prüfen,
indem er den betroffenen Fuß auf eine flache Waage vor sich stellt. Er
soll zusehen, daß wenig oder überhaupt kein Gewicht auf der Waage angezeigt wird. Man kann dann die Waage diagonal nach vorn oder seitlich
stellen, so daß er lernt, kontrollierte Schritte in verschiedene Richtungen zu machen. Er sollte den Fuß langsam auf und von der Waage stellen. Dasselbe kann geübt werden, indem der Patient auf dem betroffenen Bein steht und den gesunden Fuß langsam und leicht auf die Waage
setzt. Dabei muß der Patient auf dem betroffenen Bein balancieren.

Hat sich die Kontrolle des Beines in der Schwungphase gebessert, dann
wird der Patient aufgefordert zu gehen. Anstatt jedoch sofort das Bein

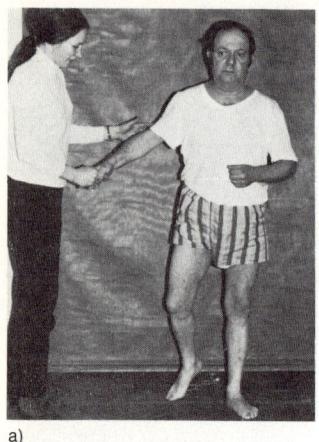
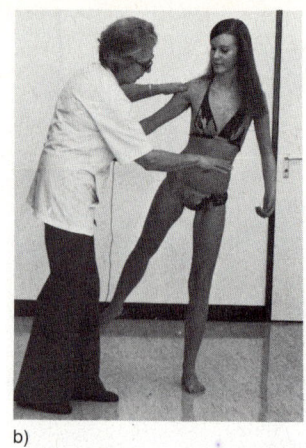

a) b)

Abb. 78a u. b Gewichtsübernahme und Gleichgewichtsreaktionen werden auf der betroffenen Seite gebahnt

zu belasten, wenn es nach vorn gebracht wurde, soll er nur leicht und schnell auf den Boden tippen und dann den Fuß wieder etwas anheben, ehe er tatsächlich einen Schritt macht und den Fuß belastet. Das verhütet einen übermäßigen Druck auf den Boden und ein Versteifen im Knie. Es ist eine gute Übung, wenn der Patient dieses Tippen nicht nur einmal zwischen den Schritten macht, sondern wiederholt. Die Bewegung soll auf Hüfte und Knie begrenzt sein; die Hüfte soll nicht nach oben ziehen. Wenn er sein Knie frei bewegen kann, soll er den Fuß nach und nach hinter den gesunden bringen wie beim Schritt zurück. Das Tippen auf den Boden soll auch mit dem gesunden Fuß geübt werden. Dies hält den Patient von kleinen schnellen Schritten mit dem gesunden Bein ab, mit denen er Belastung und Gewichtsverlagerung auf dem betroffenen Bein vermeiden will. Statt dessen muß er das betroffene Bein belasten und darauf das Gleichgewicht halten. Um die Gleichgewichtsreaktionen des betroffenen Beines zu verbessern, schiebt die Krankengymnastin das Gewicht des Patienten gut über dieses Bein. Sie steht seitlich und hält die Hand des abduzierten und gestreckten Armes. Es muß verhütet werden, daß der Schultergürtel nach unten zieht (Abb. 78). Der Patient soll ermutigt werden, den Kopf seitlich zur gesunden Seite zu beugen; sein Arm und das Bein dieser Seite sollen sich heben und abduzieren. Kann er dies gut machen, soll er aufgefordert werden, kleine alternierende Bewegungen von Beugung und Streckung im Knie der betroffenen Seite zu probieren.

„Gekreuztes" Stehen und Gehen ist noch eine Art, um das Gleichgewicht und die Kontrolle der Hüfte zu verbessern. Es ist eine Vorberei-

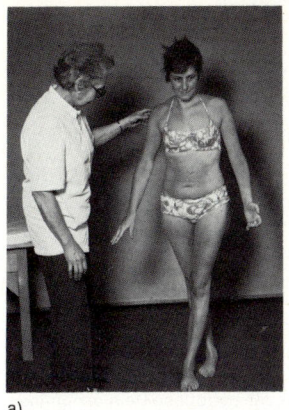
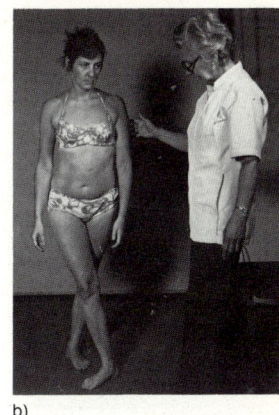

a)   b)

Abb. 79a u. b Stand mit überkreuzten Beinen zur Gewichtsübernahme und für Gleichgewichtsreaktionen. Beachte: Die Rotation des Beckens wird geübt

tung für die Rotation des Beckens beim Gehen. So hilft es ihm auch, sich gegen die gesunde Seite hin umzudrehen. Da der Patient die betroffenen Glieder nicht nach vorn bringen kann, findet er dies sehr schwierig (Abb. 79).

Wenn der Patient mit gekreuzten Beinen steht, sollten sie außenrotiert sein, so daß die Zehen zueinander zeigen. Ist das betroffene Bein vorn, so ist die Hüfte gestreckt und gut nach vorn gebracht. Ist er sicher genug, um still zu stehen und sich auszubalancieren, können kleine Hüftbewegungen von einer Seite zur anderen gemacht werden. Dann soll der Patient den gesunden Fuß vorn über den betroffenen kreuzen. Er sollte dies ganz langsam machen, damit er so lange als möglich das volle Gewicht auf dem betroffenen Bein trägt. Man muß sich dabei vor einer Überstreckung des Knies hüten. Man kann es etwas beugen, um die Kehle des gesunden Knies zu berühren. Der Patient soll dann wieder das betroffene Bein nach vorn über das gesunde bringen, es dabei aber nicht mehr als absolut nötig abduzieren. Diese Bewegung ist sehr nützlich, da er das Knie beugen muß, um das Bein ohne Zirkumduktion in der Hüfte nach vorn zu bringen.

Das Vor- und Zurückgehen sollte abwechselnd geübt werden; z. B. kann er einige Schritte zurück machen und dann ein oder zwei Schritte vorwärts. Wenn er einen Schritt zurück geht, muß der Patient das Knie beugen, ohne daß er die Hüfte hochziehen kann. So verbessert das Rückwärtsgehen das Gehen vorwärts. Sobald die Zehen hinten den Boden berühren, sollte er die Ferse nach unten bringen, ehe er das Bein be-

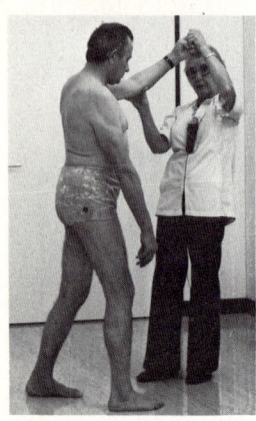

Abb. 80   Schritt nach hinten mit dem betroffenen Bein. Die Ferse soll auf den Boden, das Gewicht wird auf das betroffene Bein genommen

lastet. Er soll die Hüfte gut in Streckung nach vorn bringen. Dies verhindert eine Überstreckung im Knie und bedingt im Fuß eine volle Dorsalflexion (Abb. 80). Die Gewichtsverlagerung nach vorn und zurück wird
zwischen den Schritten geübt.

Beim Gehen hält sich die Krankengymnastin auf der betroffenen Seite
des Patienten. Sein Arm wird in Außenrotation gehalten und an seiner
Seite gestreckt, leicht diagonal nach hinten. Sein Handgelenk und die
Finger sollen gestreckt sein, der Daumen abduziert. Das Gehen kann
auch geübt werden mit der Krankengymnastin hinter dem Patienten. Sie
hält dann beide Arme (wie auf S. 126 beschrieben) zurück. Dabei bewegt dann der Patient die Hüfte beim Gehen gut über dem Fuß nach
vorn, ehe er mit dem gesunden Fuß einen Schritt geht (Abb. 81). Befindet sich das Gewicht auf dem gesunden Bein, dann soll er einen Moment
halten, ehe er einen Schritt mit dem betroffenen Bein geht. Dadurch hat
er Zeit, das Knie zu lösen, das Becken der betroffenen Seite zu senken,
und es hält ihn davon ab, den Fuß auf den Boden zu stoßen. Dann kann
er einen Schritt vorwärts tun.

Die Rotation des Beckens und des Schultergürtels ist eine notwendige
Übung, um die Koordination beim Gehen zu verbessern, die des Schultergürtels macht das Armschwingen möglich. Die Rotation des Beckens
hemmt die Spastizität des Beines, indem es dem totalen Beuge- und
Streckmuster entgegenarbeitet. Sie ermöglicht ein normales Zusammenspiel zwischen den beiden Seiten des Körpers. Ohne Rotation bewegt der Patient die ganze gesunde Seite nach vorn und „schleift" dann
die betroffene Seite nach, d. h., er bewegt sich zuerst mit der einen Seite
und dann etwas weniger mit der anderen. Diese Trennung der zwei Seiten wird durch die Rotation vermieden, da sich beide Seiten alternierend

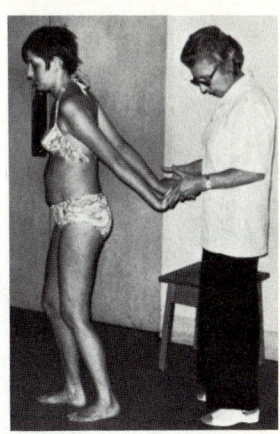

Abb. 81 Gehen mit in Streckung nach hinten genommenen Armen. Dies unterstützt die Hüftstreckung, ehe ein Schritt mit dem gesunden Bein gemacht wird

beeinflussen. Mit der Rotation verringert sich oft das „Abfallen" des Schultergürtels, und das Hochziehen des Beckens und verschwindet oft ganz. Wenn die Schulter des Patienten gerade vor dem Aufsetzen des Fußes nach hinten gedreht wird, kann eine Supination im Fuß vermieden werden.

Die Rotation des Schultergürtels kann vom Patienten zunächst im Stand geübt werden. Er schwingt die Arme von einer Seite zur anderen und berührt den gegenüberliegenden Oberschenkel mit der Hand. Dem folgt dasselbe im Gehen. Die Krankengymnastin steht vor dem Patienten, hält ihn an beiden Händen und geht dann rückwärts. Geht der Patient nun z. B. mit dem rechten Bein vorwärts, schwingt die Krankengymnastin beide Arme des Patienten diagonal zur Rechten. Der linke Arm ist dabei gut vorn und kreuzt den Körper, so daß er den rechten Oberschenkel berührt. Verlagert der Patient sein Gewicht über das rechte Bein und geht einen Schritt mit dem linken Fuß, dann kehrt die Krankengymnastin die Bewegung der Arme um. Das rhythmische Schwingen der Arme und die Rotation im Rumpf tragen dazu bei, ein normaleres Gehmuster zu entwickeln. Die Bewegungen der Arme müssen zeitlich gut abgestimmt sein, um mit den Schritten des Patienten zusammenzufallen. Dann vollbringt der Patient diese Prozedur ohne Hilfe.

Eine andere und sogar noch bessere Art, die Rotation in das Gehmuster des Patienten zu bringen, ist folgende: Die Krankengymnastin steht hinter dem Patienten und dreht die Hüften oder den Schultergürtel. Will man die Beinbewegungen beeinflussen, rotiert man besser das Becken. Arbeitet man auf besseren Armschwung hin, dann rotiert man den Schultergürtel. Die Krankengymnastin soll es vermeiden, eine Seite als Ganzes gegen die andere nach vorn zu bringen (Abb. 82).

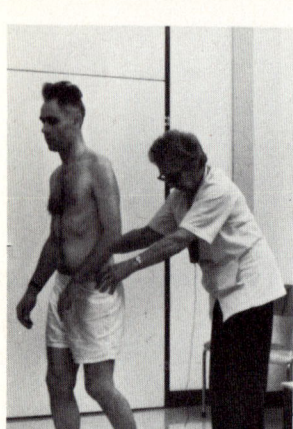

a)

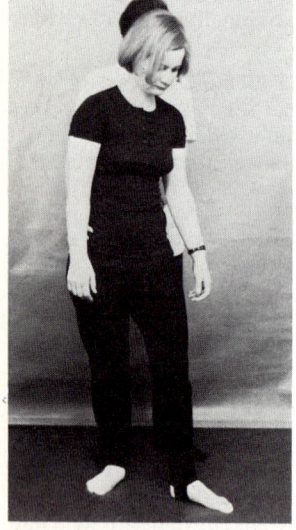

b)

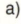

c)

Abb. 82 a–c a u. b) Während der Patient geht, bewirkt die Rotation des Beckens eine Außenrotation in beiden Beinen und verbessert die Balance und das Gangbild. c) Die Rotation des Beckens nach hinten auf der linken Seite bahnt die Außenrotation im Bein mit Eversion im Fuß an

Behandlung des Armes und der Hand: Integration von Krankengymnastik und Beschäftigungstherapie während des dritten Stadiums

Die Behandlung im zweiten (spastischen) Stadium überschneidet sich mit der im dritten (relative Wiederherstellung) Stadium. Viel von dem, was man geübt hat, wird zusammen mit anderen Aktivitäten, die jetzt eventuell möglich werden, weitergeführt. In diesen Stadien ist die enge Zusammenarbeit zwischen Krankengymnastin und Beschäftigungstherapeuten von vitaler Wichtigkeit. Sie ist nötig, um sicherzugehen, daß ein „carry-over" des bisher Gelernten zum Üben in der Beschäftigungstherapie stattfindet und von da ins tägliche Leben übertragen wird. Dies ist besonders in bezug auf den bilateralen Einsatz der Arme und Hände so, in einigen Fällen auch beim Gebrauch der betroffenen Hand zum unabhängigen Greifen und Loslassen (ohne Rücksicht auf die Stellung oder die Bewegung des Armes im Schultergürtel oder im Ellbogen). Die Probleme des Patienten müssen von der Beschäftigungstherapeutin genauso abgeschätzt werden wie von der Krankengymnastin. Die Beschäftigungstherapeutin muß die Prinzipien und Arten der Behandlung der Krankengymnastin verstehen und umgekehrt. Wenn die zwei Berufe getrennt mit verschiedenen Zielen und auf verschiedene Weise arbeiten, dann ist die Gefahr des Gegeneinanderarbeitens groß. Die Beschäftigungstherapeutin verstärkt dann eventuell abnorme Bewegungsmuster und erhöht die Spastizität, die die Krankengymnastin zu verhindern versucht. Andererseits weiß die Krankengymnastin nicht, was man vom Patienten in der Beschäftigungstherapie erwartet, und kann daher diese Aktivitäten in ihrer Behandlung nicht vorbereiten oder üben. Der Patient lernt dort, sich in verschiedenen und normaleren Formen durch die Wiederholung derselben oder zumindest ähnlicher Aktivitäten zu bewegen. Haben die Krankengymnastin und die Beschäftigungstherapeutin verschiedene Ziele, wird der Patient konfus, und es wird keine Fortsetzung von dem geben, was er in der einen oder anderen Abteilung gelernt hat.

Als ersten Schritt zu einer guten Zusammenarbeit sollten die Therapeuten die erste Beurteilung des Patienten gemeinsam erarbeiten. Später werden von Zeit zu Zeit gemeinsame Wiedereinschätzungen nötig. Sie sollten Ideen über die Behandlung austauschen und z. B. herausfinden, was der Patient wohl als nächstes in der Beschäftigungstherapie tun könnte, nachdem er in der Krankengymnastik darauf vorbereitet worden ist. Spezielle Probleme sollten diskutiert werden; Wege, wie man sie überwinden kann, werden ausprobiert.

In ihrer Behandlung sollte die Beschäftigungstherapeutin Anstrengung und Streß vermeiden. Es wurde wiederholt bemerkt, daß jegliche Anstrengung, besonders willentliche Anstrengung, die Spastizität erhöht. Sie zeigt sich dann in stereotypen abnormen Mustern, die für funktionelle Fertigkeiten nutzlos sind. Selbst wenn der Arm oder die Hand in Ruhe mobil sind, werden sie doch sofort steif, wenn sich der Patient anstrengt, um sie zu benutzen. Die Spastizität des betroffenen Armes erhöht sich nicht nur durch den angestrengten Gebrauch der betroffenen Hand, sondern auch durch die Anstrengung beim Benützen der gesunden. Es werden dann assoziierte Reaktionen in abnormen Mustern hervorgerufen.

Bei den Fällen, in denen der Patient nicht fähig ist, seinen Arm oder die Hand zu benutzen, sollte die Beschäftigungstherapeutin gleich dem Patienten beibringen, sich so unabhängig wie möglich zu machen. Sie bringt ihm Selbsthilfe bei, indem er nur die gesunde Hand benutzt (Bedauerlicherweise gibt es Patienten, die sich für immer auf ihre gesunde Hand verlassen müssen). Dies ist ein unglücklicher Umstand, denn es produziert und verstärkt die Spastik auf der ganzen betroffenen Seite. Nach einer gewissen Zeit könnte dies zu einer kompletten Verneinung des betroffenen Armes und der Hand durch den Patienten führen. Er sieht dann niemals mehr auf seinen Arm und die Hand und ignoriert sie völlig. Sein Arm hängt lediglich an seiner Seite, oder der Patient steckt die Hand unter den Tisch, wo er sie nicht sehen kann. Selbst wenn jedoch die Hand keinem potentiellen funktionellen Gebrauch dient, so müssen doch der Rumpf und der Arm für die bilaterale Aktivität trainiert werden. Deshalb ist es für den Patienten in den frühen Stadien so wichtig, daß er seines Armes und der Hand gewahr wird und sie als Teil seiner selbst fühlen und erkennen lernt. Dies kann er später, wenn der gesunde Arm ausschließlich dominant wurde, nicht mehr erlernen. Deshalb sollten der betroffene Arm und die Hand immer vor dem Körper sein, wo er sie sehen kann und sie nicht hilflos an seiner Seite baumeln. Im Sitzen soll sein Gewicht gut auf der betroffenen Hüfte ruhen. Im Stehen an der Werkbank oder an der Tafel, am Spühlbecken oder Waschbecken soll das Gewicht auf dem betroffenen Bein liegen. Wird die Orientierung auf die gesunde Seite als Ganzes zu Beginn stark gefördert oder längere Zeit weiter gefördert, dann verlieren die betroffenen Glieder sowohl sensorisches als auch motorisches Potential.

Kann der Patient einen Gegenstand fassen, so setzt er seine Flexorenspastizität ein und wird dann große Schwierigkeiten haben sie wieder zu lösen. Dies macht die einfachsten Funktionen unmöglich, z. B. den Einsatz der betroffenen Hand, um der gesunden zu helfen. Kann ein Patient dagegen seine betroffene Hand gebrauchen und wird aufgefordert, sie für eine Aufgabe einzusetzen, dann steht er sofort unter Streß und wird erregt. Er zweifelt, ob er die verlangte Bewegung auch kann, er versucht es und hat keinen Erfolg, oder er macht kleine ungeschickte Bewegungen unter großer Anstrengung. Streß und Erregung bewirken ihrerseits eine Erhöhung der Spastizität, machen Bewegungen schwerer oder unmöglich und produzieren damit einen Circulus vitiosus. Deshalb wird die Beschäftigungstherapeutin zunächst keine „willkürliche" Bewegung verlangen. Sie erarbeitet zuerst eine „automatische" Bewegung eines gleichen oder ähnlichen Musters, d. h. eine Bewegung, die geschieht, ohne daß der Patient darüber nachdenken muß. Das kann man am besten spielerisch erreichen, als Geste beim Sprechen, mit Musik oder einem Rhythmus oder wenn man den Patient zählen läßt. Manchmal erreicht man eine automatische Bewegung, wenn man unerwartet die gesunde Hand für einen Augenblick festhält, um sie daran zu hindern, die Bewegung einzuleiten. Dadurch benutzt der Patient vielleicht die betroffene Hand zuerst und automatisch.

Das Manipulieren eines Gegenstandes verlangt eine große Vielfalt und viele verschiedene Kombinationen selektiver Bewegungen. Die Bewegungen der Hand müssen von der Stellung des Armes in der Schulter und vom Ellbogen unabhängig werden. Der Patient muß lernen, die Finger zu öffnen und zu schließen, den Daumen und die Finger zu opponieren, ganz gleich, ob der Arm in Elevation oder Abduktion ist, ob er nach vorn gebeugt ist oder an der Seite hängt. Er muß dies beigebracht bekommen mit gestrecktem oder gebeugtem Ellbogen, in Supination und in Pronation. Die Bewegungsmuster des Armes und der Hand zeigen eventuell immer noch ein Übergewicht an Beugung mit Pronation im Unterarm. Deshalb sind alle Bewegungen für den Patienten relativ leicht, die die Beugung im Arm und die Pronation der Hand verlangen. Dagegen sind die Bewegungen schwieriger, die die Supination, die Streckung mit Abduktion des Daumens und der Finger verlangen. Gewöhnlich kann er die äußeren drei Finger strecken und bewegen, der Daumen und der Zeigefinger bleiben dagegen in Beugung steif, und er kann sie nicht benutzen. Der Patient ist vielleicht ganz gut fähig, nach einem Löffel zu greifen, aber er hat Schwierigkeiten, ihn mittels der Supination zum Mund zu bringen. Versucht er es, öffnen sich eventuell die Finger, und er verliert den Löffel. Das Zufassen ist oft in Pronation mit gebeugtem Ellbogen möglich, das Loslassen aber nur in Supination und Extension im Ellbogen. Man kann den Patienten relativ leicht einen Gegenstand tragen lassen, wenn der Ellbogen gebeugt und proniert ist. Streckt er aber den Arm über den Kopf, öffnet sich die Hand, und er kann den Gegenstand nicht mehr halten. Nicht nur die Stellungen des Armes im Ellbogen und in der Schulter bestimmen und begrenzen die Halte- und Loslaßfunktion der Hand. Der Patient kann z. B. gut fähig sein, eine Bürste zu halten und mit gestrecktem Arm über den Kopf zu heben. Beugt er jedoch den Ellbogen, um die Bürste zu benutzen, dann kann er entweder den Arm nicht bewegen, um sein Haar zu bürsten, oder wenn er es versucht, verliert er den Griff an der Bürste. Diese Schwierigkeiten bestehen aufgrund seiner Unfähigkeit, primitive totale Beuge- oder Streckmuster zu „dissoziieren" und verschiedene Fragmente beider Muster zu kombinieren, indem er die Bewegungen hemmt, die nicht zu der beabsichtigten Aktivität gehören. Fog u. Fog

(1963) sagen: „Die zerebrale Hemmung dient der Ökonomie der zerebrospinalen funktionellen Entfaltung. Durch spezielle Hemmaktionen werden primitive Reflexe unterdrückt oder anderen, höher gelegenen Reflexen und Reaktionen untergeordnet. So fördert eine zunehmende zerebrale Hemmung die koordinierte Anpassung des Körpers auf innere und äußere Reize..." Man kann die Bedeutung der Hemmung für die Entwicklung selektiver Bewegungsmuster bei Babys und Kleinkindern beobachten. Viele primitivere Muster kann man auch bei Affen und Menschenaffen beobachten. Ehe Hand und Finger zu Werkzeugen von Präzision werden, wird die Hand als Ganzes zum Greifen benutzt. Das Baby greift mit Beugung aller Finger, Daumenadduktion und mit Flexion und Pronation des Armes. Dabei sind der III. und IV. Finger aufgrund der flektierten und pronierten Stellung des Armes am kräftigsten. Wenn der Extensorentonus der Körpermuskulatur stärker wird, streckt sich der Arm, die Finger öffnen sich, und das Baby lernt mit gestrecktem Arm zu greifen. Zur selben Zeit fängt das Kind an, den Arm als Stütze zu benutzen. Außenrotation und Supination des Armes und der Hand entwickeln sich zusammen mit der Extension. Mit der Fähigkeit zu supinieren werden die radialen Finger aktiver, bis mit etwa 10 Monaten der Daumen und der erste Finger selbständig werden (Gesell 1949). Zu diesem Zeitpunkt ist Opposition von Daumen und Zeigefinger möglich, und das Kind kann kleine Gegenstände mit ihnen auflesen.

Die Hemmung der Bewegungsanteile, die unnötig sind und eine bestimmte Tätigkeit stören können, bringt die große Vielfalt von motorischen Möglichkeiten hervor, die dem Gesunden eine handwerkliche Geschicklichkeit ermöglichen. Dem Hemiplegiker fehlt nicht nur die Vielfalt an Bewegungsmustern, sondern er kann auch verschiedene Muster nicht koordinieren. So kann er eventuell einen Gegenstand halten oder mit ihm hantieren, wenn er auf dem Tisch liegt, aber er kann ihn nicht zur gleichen Zeit halten und mit ihm hantieren.

Die Art der Wiederherstellung der Bewegungen in Arm und Bein bei den meisten Hemiplegien lehnt sich eng an die Folge der motorischen Entwicklung beim Kleinkind an. Beugung und Pronation im Arm machen die Streckung in Handgelenk und Fingern sowie die Abduktion der Finger und des Daumens schwierig oder gar unmöglich. Die Wiederherstellung der Bewegungen der Finger fängt wie beim Baby beim IV. Finger an, geht aber nicht weiter zur radialen Seite der Hand aufgrund der übermäßigen Pronation und ulnaren Abweichung der Hand. Wenn etwas Supination erreicht wird, dann kann der Patient erlernen, alle Finger zu benutzen. Er lernt vielleicht seine Finger und den Daumen zu strecken und zu abduzieren, wenn sein Arm voll gestreckt ist, jedoch nicht, wenn er gebeugt ist. Er kann lernen, seinen Unterarm in Beugung zu supinieren, aber er wird in dieser Stellung Schwierigkeiten haben, einen Gegenstand zu halten, da das totale Supinationsmuster Streckung und Abduktion der Fingr hervorruft. In dieser Stellung kann er Gegenstände loslassen, wogegen er mit proniertem Arm fassen und nicht loslassen kann. Opposition von Daumen und Zeigefinger erreicht man selten. Einige Patienten können das Zufassen und Loslassen mit der ganzen Hand lernen, aber individuelle und getrennte Bewegungen der Finger zur Handhabung kleiner Gegenstände verlangen ein Maß an Kontrolle und Hemmung, das über die Fähigkeit des Patienten hinausgeht. Deshalb sollte die Behandlung eher darauf abzielen, daß der Patient seine betroffene Hand zur Unterstützung benutzt, als daß er sie in Bewegungsmustern der dominierenden Hand übt.

Das Hauptproblem bei geschickten Bewegungen ist ihre Komplexität. Sie benötigen sich ständig ändernde Kombinationen leichterer, primitiverer Bewegungen, die Teil der komplexeren Kombinationen sind, die eine Fertigkeit bilden. Sind dem Patienten einige oder die meisten leichteren Bewegungen unmöglich, dann sind auch deren komplexere Kombinationen unmöglich. Beim Kind entwickeln sie sich, ehe das Kind sie für geschickte Aktivitäten einsetzt. Mit 9 oder 10 Monaten kann z. B. ein Kind mit dem Zeigefinger wischen, kratzen, bohren, kleine Gegenstände mit Zeigefinger und Daumen aufheben, ziehen, stoßen, wackeln, streicheln, rupfen, Gegenstände loslassen und werfen. Es kann Gegenstände von einer Hand in die andere geben, mit der einen oder anderen Hand spielen – ebenso wie es sich später die Hände wäscht. Es untersucht den Mund, das Gesicht und den Körper. Es „fingert" Gegenstände, ehe es sie richtig manipulieren kann. Dies sind nur einige Beispiele der vielen leichteren Bewegungen, die alle für den späteren Einsatz in verschiedenen Kombinationen nötig sind, für Aufgaben des Willens wie Anziehen, Ausziehen, Waschen, Essen und später auch Schreiben und Malen. Diese leichten Bewegungen sollten vom erwachsenen Patienten in der Beschäftigungstherapie als Vorbereitung zum funktionellen Gebrauch geübt werden. In der Tat wäre es sehr wertvoll, wenn die Beschäftigungstherapeutin die Fertigkeiten analysieren müßte, damit sie weiß, was sie umfassen und was zu ihrer Ausführung nötig ist. Dann könnte sie auch die fehlenden Bewegungen herausfinden und den Patienten diese zuerst üben lassen.

Für die Beschäftigungstherapeutin ist das Testen und Trainieren propriozeptiver, taktiler und räumlicher Empfindungen ein spezielles Feld. Beim Hemiplegiker haben viele „motorische Probleme" ihre Ursache im sensorischen Defizit. Deshalb ist die Verbesserung der Unterscheidung von sensorischen Modalitäten wie Hitze, Kälte, Formen und Strukturen und das verschiedene Gewicht von Gegenständen von großer Bedeutung. Perzeptives und visio-motorisches Training und die Einschätzung von rechts und links sind ebenso wichtige Aspekte ihrer Arbeit. Testen und Behandlung sollten keine getrennten Vorgehen sein, sondern kombiniert werden, d. h., das Testmaterial der Beschäftigungstherapeutin sollte auch bei der Behandlung benutzt werden. Der Patient sollte damit auch von Zeit zu Zeit nachgetestet werden.

Da die Krankengymnastin und die Beschäftigungstherapeutin mit dem gleichen Ziel arbeiten, d. h. den Patienten auf spezifische, funktionelle Fertigkeiten auf ähnliche Weise vorbereiten, wurden die Techniken der

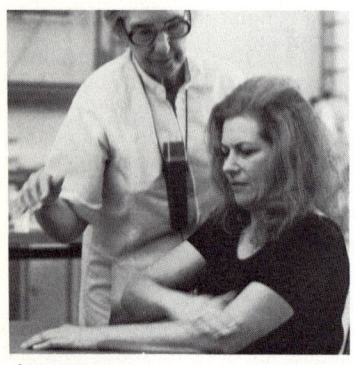

a)

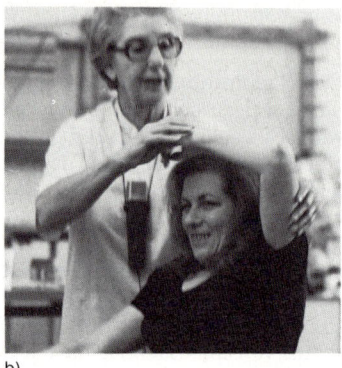

b)

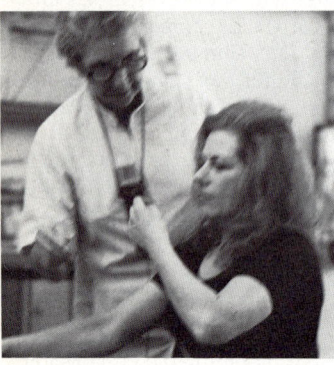

c)

Abb. 83 a–c   a) Der betroffene Arm liegt gut nach vorn auf dem Tisch; die Hand ist offen, und die Finger sind gestreckt. Der Patient soll die assoziierten Reaktionen kontrollieren, während er den betroffenen Arm mit der gesunden Hand reibt. b) Der betroffene Arm ist gehoben, und die Handfläche liegt auf dem Kopf. Alternierend werden die isolierte Beugung und die Streckung des Ellbogens geübt. Die Hand soll nur leicht auf dem Kopf liegen, Druck nach unten soll vermieden werden. Der Ellbogen soll weder nach vorn noch nach unten ziehen. Der Patient soll das Haar leicht streichen wie beim Kämmen. c) Der Arm wird nach vorn und oben bewegt, während sich der Ellbogen beugt, um die Hand zum Mund zu bringen. Zunächst wird dies mit leerer Hand gemacht, dann z. B. mit einem Löffel

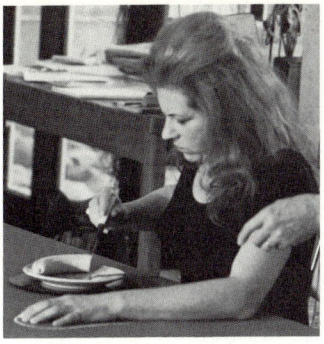
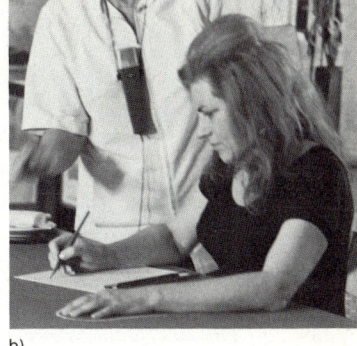

a)   b)

Abb. 84 a u. b   a) Kontrolle assoziierter Reaktionen. Die rechte (gesunde) Hand wird zum Essen benutzt, während die betroffene Hand flach auf dem Tisch liegen soll, gut nach vorn und mit offener Handfläche. Beachte: Man markiert die Hand auf dem Tisch. b) Dasselbe beim Schreiben

beiden Abteilungen nicht getrennt dargestellt, sondern in diesem Kapitel beschrieben. Es folgen hier noch einige Bilder, die gut als Beispiel dienen können.

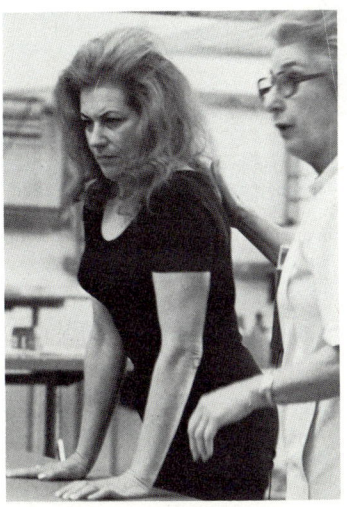
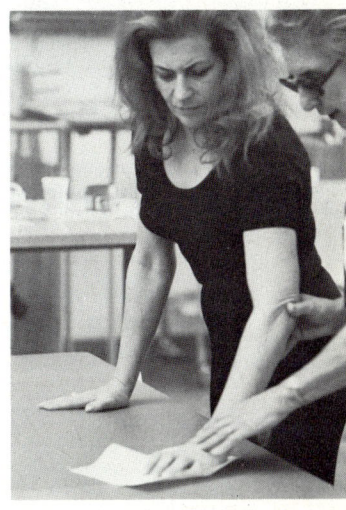

a)   b)

Abb. 85 a u. b   a) Belastung auf gestreckten Armen, die Schultern gut nach vorn gebracht. b) Der Tisch wird abgestaubt mit dem betroffenen Arm. Die Adduktion des Armes ist leichter als die Abduktion

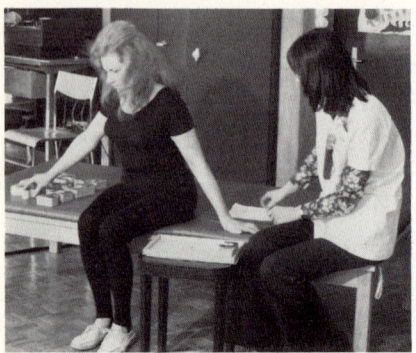

a)

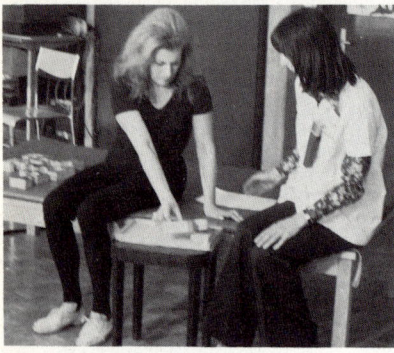

b)

Abb. 86a u. b   a) Sitzen am Tisch. Kleine Gegenstände werden mit der gesunden Hand aufgenommen und zur betroffenen Seite hinübergegeben. Dies soll dem Patienten die notwendige Rotation geben. b) Während die Gegenstände zur betroffenen Seite gegeben werden, stützt sich die Patientin auf dem hemiplegischen Arm ab, um so assoziierte Reaktionen zu vermeiden

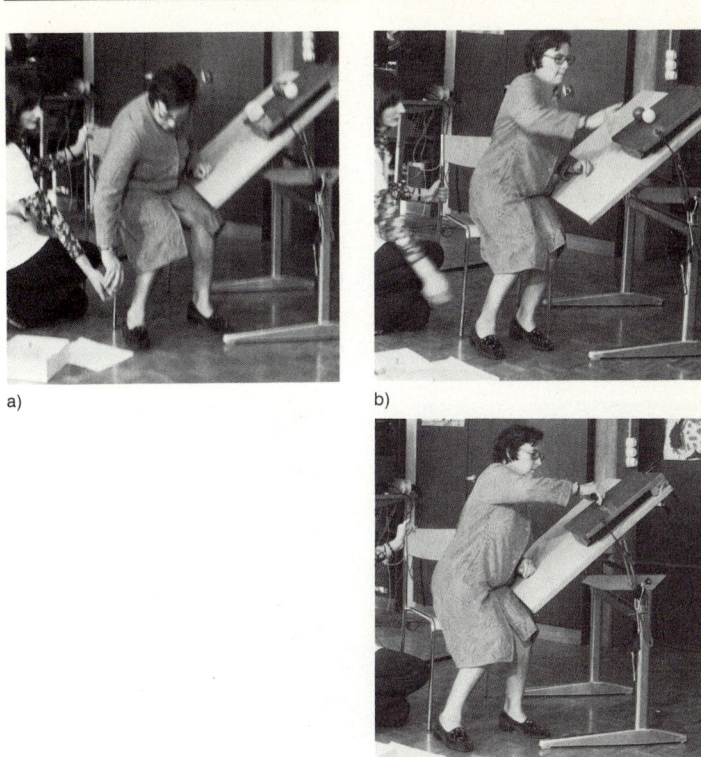

a)

b)

c)

Abb. 87 a–c   a) Aufnehmen eines Gegenstandes von der Staffelei. b) Der Gegenstand wird in eine Schachtel auf dem Boden gelegt und c) wieder zur Staffelei hinaufgehoben

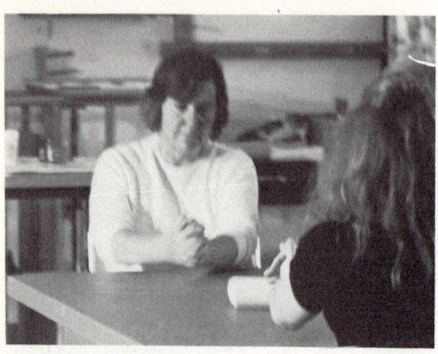

a)

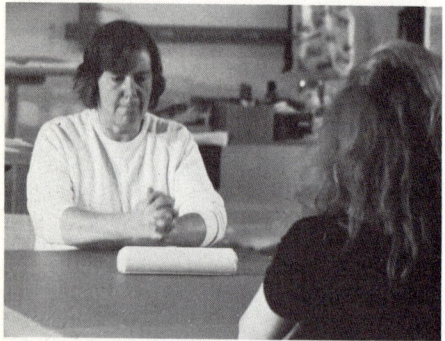

b)

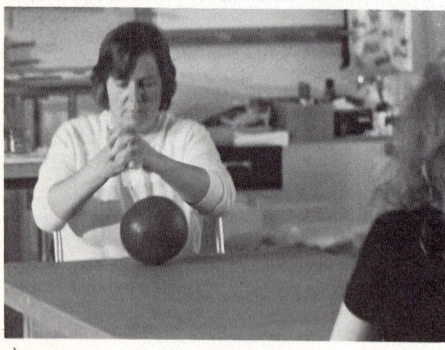

c)

Abb. 88 a–c   a) Mit gefalteten Händen wird eine Rolle zum b) hemiplegischen Patienten hingerollt. c) Dasselbe mit einem Ball. Dabei müssen die Patienten die Arme zuerst heben, um den Ball zu fangen, ehe sie ihn wieder zurück zum Patienten gegenüber rollen können. (Diese Übungen eignen sich zur Gruppentherapie)

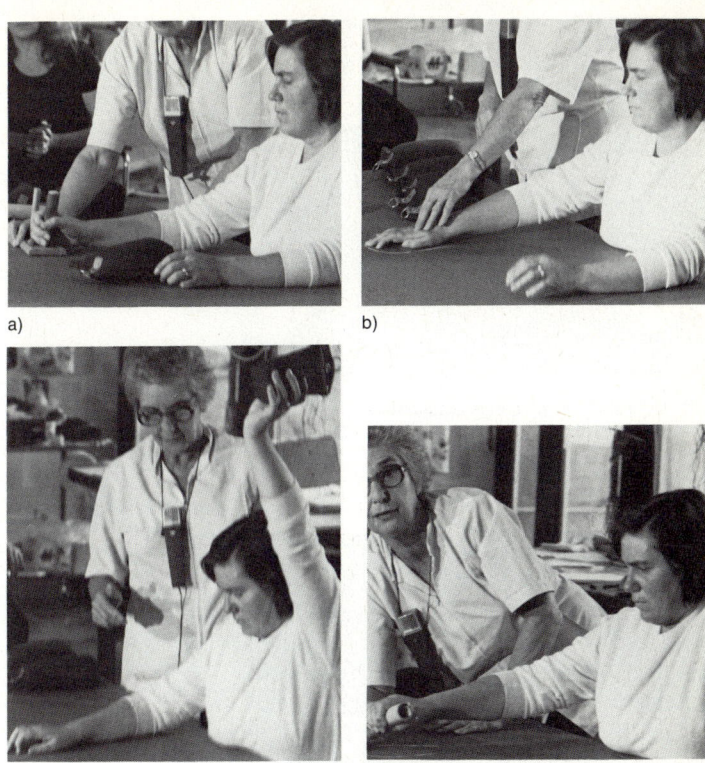

a)   b)

c)   d)

Abb. 89 a–d   a) Ergreifen und Halten eines am Tisch angebrachten senkrechten Stabes; der Ellbogen ist dabei gestreckt und die Schulter gut nach vorn gebracht. Diese Übung ist sehr nützlich, um beim Schreiben, Essen und Zeichnen mit der gesunden Hand assoziierte Reaktionen zu vermeiden. b) Der betroffene Arm ist nach vorn gestreckt und wird in einer Markierungsstelle gehalten, während die gesunde Hand benutzt wird. c) Der Patient soll die betroffene Hand auch innerhalb der Markierung halten können, wenn er mit der gesunden einen Gegenstand, z. B. einen Sandsack, über den Kopf hält. Das Gewicht kann nach und nach gesteigert werden. d) Halten einer Rolle mit gestrecktem Arm, während mit dem gesunden etwas gehoben wird

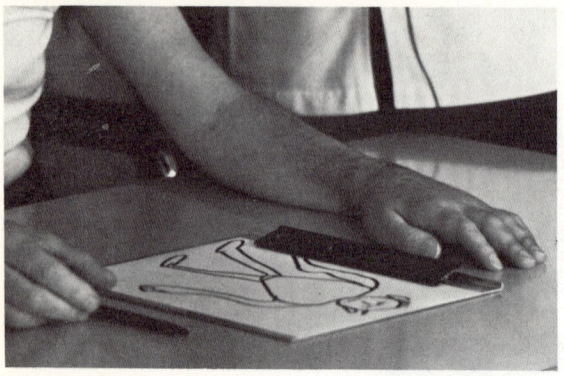

Abb. 90 Zeichnen mit der gesunden Hand; die betroffene liegt auf dem Tisch. Schulter dabei gut vorn, die Hand offen und die Finger flach auf dem Tisch

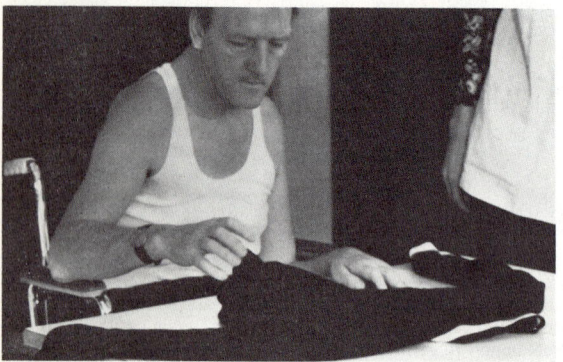

Abb. 91 Vorbereiten des Pullovers vor dem Anziehen, um die Perzeption zu trainieren. Besonders bei linksseitigen Hemiplegien ist dies oft nötig

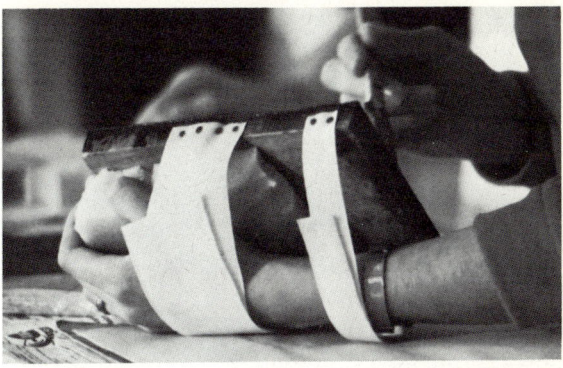

Abb. 92 a   Farbe auf ein Brett geben, das an der betroffenen Hand angebracht ist. Vorbereitung zum Drucken. Beachte: Der Patient benötigt zu diesem Zweck die Supination im Unterarm

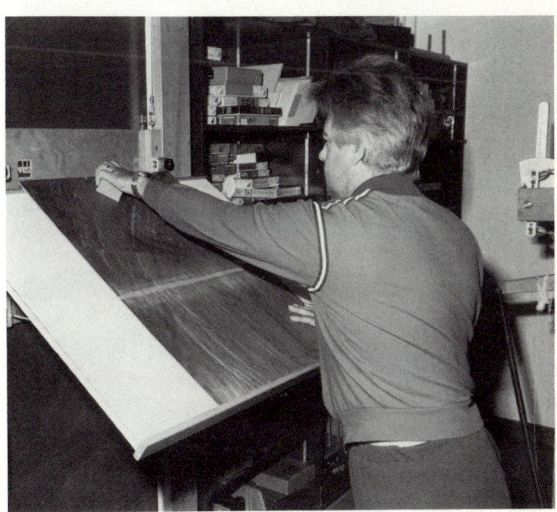

Abb. 92 b   Bearbeitung einer schräggestellten Fläche mit der betroffenen oberen Extremität

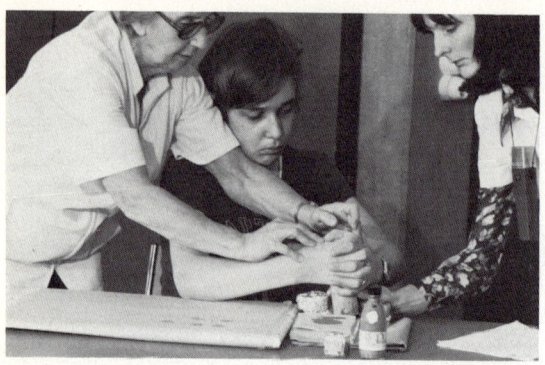

a)

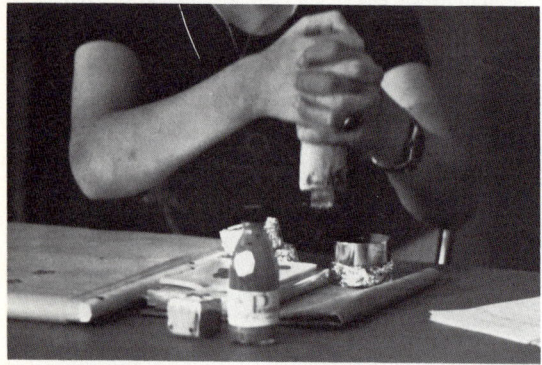

b)

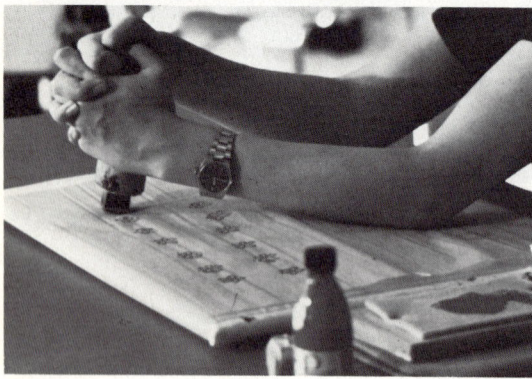

c)

Abb. 93 a–c   Drucken mit gefalteten Händen, um bilaterale Funktionen vorzubereiten

Beispiele einiger Verfahren, die hier beschrieben wurden, die zusammengehören und die in der Behandlung kombiniert werden können

1. Umdrehen

Rotation im Rumpf, Unterarmstütz, Balance auf einem Unterarm in Seitlage und zur Bauchlage hin. Kniebeugung mit gestreckter Hüfte (in Rückenlage über die Bettkante oder in Bauchlage), Bein über die Kante hängen, es wieder auf die Liege heben. Aufsetzen und Hinlegen, Aufstehen vom Bett oder der Behandlungsbank.

2. Rückenlage

Beckenheben, mit oder ohne das gesunde Bein zu heben. Öffnen und Schließen der Knie, Becken dabei gehoben oder nicht. Kontrolle der Beinstreckung mit dorsal flektiertem Fuß. Dorsalflexion des Fußes mit gebeugtem Knie (Fuß auf der Unterlage), nach und nach mit mehr Streckung im Bein. Kontraktion des Quadrizeps mit gestrecktem Bein, Fuß gegen die Krankengymnastin dorsal flektiert. Rotation des Beckens gegen die gesunde Seite, Fuß auf der Unterlage. Dann wird das Bein über das gesunde Bein gebracht oder gegen die Wand. Rotation des Beckens mit außenrotierten, gehobenen Armen. Patient faltet die Hände über dem Kopf, oder die Krankengymnastin arbeitet mit dem Arm diagonal hinten und nach oben.

3. Rückenlage

Elevation des Armes, Halten des Armes, Klopfen, Plazieren, Kontrolle über das Armsenken und über das Hochheben. Mobilisation des Schultergürtels. Gefaltete Arme von einer Seite zur anderen. Arme über den Kopf und wieder zum Körper herunter, Hände zum Kopf, zum Mund, zur anderen Seite, d. h. zur gesunden Seite. Beine gebeugt, Füße auf der Unterlage. Kopf zur anderen Schulter. Heben des Armes mit gebeugtem Ellbogen, Schulter gut nach vorn. Betroffene Hand zum Mund, zum Gesicht oder Scheitel usw. Rotation gegen die betroffene Seite mit Unterarmstütz zum Aufsetzen (kombiniert mit dem Bein über der Bettkante oder der Liege).

4. Sitzen auf der Behandlungsbank

Gewicht auf der betroffenen Seite. Stütz auf gestrecktem Arm und der Hand. Dehnen der betroffenen Seite mit gehobenem Schultergürtel. Mobilisation des Schultergürtels. Selektive Streckung und Beugung des Ellbogens, Hand auf der Unterlage. Elevation des Armes, Abduktion zur Seite mit Streckung. Halten und Kontrolle des sinkenden Armes. Bewegungen der Arme mit gefalteten Händen wie in Rückenlage. Der Patient bewegt den Rumpf in den Hüften nach vorn, Kopf ist erhoben,

Arme vorn. Halten und Bewegen eines Stockes. Seitlich auf der Behandlungsbank fortbewegen.

Sitzen auf einem Stuhl (drei Stühle, der Patient sitzt auf dem mittleren).

Aufstehen und Setzen, Rumpf gut vorn, Kopf erhoben, Hände gefaltet. Setzen auf die äußeren Stühle und wieder aufstehen (Rotation des Beckens). Adduktion des betroffenen Beines, Knie zusammen. Beide Knie von einer Seite zur anderen bewegen, Sitzen mit übereinandergeschlagenen Beinen.

5. Vom Sitzen zum Aufstehen

Betroffener Fuß ist hinter dem gesunden. Druck auf dem Knie. Stampfen auf der Ferse. Zehen und Fußballen abgehoben, Fuß dorsal flektiert. Heben des betroffenen Beines, langsames Senken ohne Druck und ohne die Kontrolle in der Hüfte zu verlieren. Kreuzen des betroffenen Beines über das gesunde. Aufstehen mit Belastung des betroffenen Beines. Arme vorn und oben. Langsames Hinsetzen. Sitz mit den Armen hinten in Außenrotation und Extension. Dann Arme seitlich zum Stützen.

6. Stand und Balance (von der Liege oder vom Stuhl)

Füße zusammen. Arme vorn und gestreckt, Hände gefaltet und über den Kopf der Krankengymnastin gehoben oder um ihre Taille gelegt. Ebenso: Die Krankengymnastin steht auf der betroffenen Seite des Patienten, seine Arme sind außenrotiert und gestreckt, an der dorsal flektierten Hand gehalten. Schultergürtel gehoben. Gewicht auf dem betroffenen Bein. Der Patient bewegt die Knie einzeln oder alternierend wie beim Gehen. Rotationsbewegungen des Beckens. Kleine Schritte mit dem gesunden Fuß nach vorn und hinten (falls nötig arbeitet die Krankengymnastin dem Druck des Fußballens und der Zehen des belasteten Beines entgegen). Seitwärtsgehen gegen die betroffene Seite. Stand mit gekreuzten Beinen (mit jüngeren Patienten Gleichgewichtsübungen im Kniestand, Vierfüßlerstand. Aufstehen vom Boden über Sitzen auf der gesunden Seite; das betroffene Bein ist dann vorn, wenn der Patient auf das gesunde Bein geht).

7. Gleichgewichtsübungen und Gewichtsverlagerung in Schrittstellung (Vorbereitung zum Schritt mit dem betroffenen Bein, ohne das Becken hochzuziehen)

Stand, Becken absinken lassen auf der betroffenen Seite, Ferse am Boden, Schrittstellung mit dem gesunden Bein vorn. Knie locker lassen, Bewegungen des Knies des betroffenen Beines mit gesenktem Becken. Kein Druck mit dem betroffenen Fuß gegen den Boden. Dann kleine Schritte mit dem betroffenen Bein nach vorn und hinten. Gehen mit gekreuzten Beinen, umdrehen gegen die gesunde Seite. Seitlich gehen mit überkreuzten Beinen. Geführtes Gehen mit Rotation im Becken und im

Schultergürtel. Ebenso Gehen mit hinten gehaltenen Armen (wie im Sitzen).

8. Stütz auf dem betroffenen Arm

Bauchlage. Unterarmstütz, Hand zum Mund, Umdrehen mit Unterarmstütz zur Seite, auf den Rücken und wieder zur Bauchlage. Mobilisation des Schultergürtels durch Körperbewegungen gegen die Arme.

Vierfüßlerstand. Gestreckte Arme zum Stützen, Heben des gesunden Arms oder eines Beines.

Sitz auf der Behandlungsbank. Armstütz nach hinten mit gestreckten Armen in Außenrotation. Körper nach unten auf die Unterarme senken und wieder heben. Seitliches Ziehen und Stoßen durch die Krankengymnastin.

Stand. Armstütz nach vorn und seitlich gegen die Behandlungsbank oder die Wand.

Gehen. Stoßen und Ziehen nach vorn und oben gegen die Arme und Hände.

Zusammenfassung der Hauptpunkte der Behandlung

Einschätzung

Diese ist zu Beginn der Behandlung wesentlich. Sie setzt sich während der Behandlung fort und ist in der Tat Teil der Behandlung.

Reduktion der Spastizität durch Entgegenarbeiten der Muster der Spastizität

Dies führt zu leichteren und müheloseren Bewegungen ohne assoziierte Reaktionen. Wurde der Widerstand spastischer Antagonisten vermindert, können sich scheinbar schwache Muskeln genügend kontrahieren.

Tonuserhöhung

Aktivierung des Patienten sowohl durch propriozeptive als auch taktile sensorische Stimulation, wenn Schlaffheit oder echte Muskelschwäche besteht.

Dissoziation (Aufbrechen) von Massenmustern

Die Massenmuster mögen normal oder abnorm sein; sie werden aufgelöst, um selektivere und funktionellere motorische Muster zu erhalten.

Assoziierte Reaktionen müssen vermieden oder gehemmt werden

Spastische Patienten sollten sich nicht anstrengen. Weder Arm noch Bein sollten getrennt behandelt werden, sondern das Zusammenspiel von Arm und Bein muß in Betracht gezogen werden.

Förderung und Stimulation

Gleichgewichts- und Stellreaktionen, Schutzstreckung und Stütz des betroffenen Armes und der Hand sollen erreicht werden.

Bewußtsein des Patienten

Der Patient soll sich zu jeder Zeit während der Behandlung darüber im klaren sein, was er tut.

Anwendung der Techniken

1. *Bei schlaffen Fällen.* Stimulation und Förderung werden zur Tonuserhöhung angewandt. Willkürliche Aktivität des Patienten ist wichtig, Hemmung wird jedoch angewandt, wenn die Spastizität auftritt und stark wird.

2. *Bei spastischen Fällen.* Hemmung und Bahnung müssen gleichzeitig oder alternierend geübt werden. Willentliche Aktivität des Patienten soll nur verlangt werden, wenn die Spastik unter Kontrolle ist. Die Spastizität des Halses und des Rumpfes beeinflußt die der Extremitäten.

Bei allen Patienten. Die sensorisch-motorische Wiederherstellung ist wichtig. Der Patient muß auf die neuen normaleren sensorischen Erfahrungen aufmerksam werden. Dadurch lernt er die Bewegungen aktiv zu kontrollieren. Anfangs weiß er nicht, was er tut. d. h. wenn ihn die Spastik ziehen oder stoßen läßt. Die Kontrolle wird dem Patienten in leichten Stadien „übergeben", indem die vom Behandler ausgeübte Kontrolle stufenweise und systematisch reduziert wird.

Feedback zwischen Therapeut und Patient

Der Therapeut sollte die normalste Reaktion auf seine Handhabung anstreben. Es ist nicht nur wichtig, die richtigen Techniken zu benutzen, sondern *wie* man sie einsetzt. Die Behandlung sollte langsam erfolgen, so daß sich der Patient anpassen und auf das Geschehen reagieren kann. Die Krankengymnastin muß auf die Antwort des Patienten warten und sich Zeit lassen, um die Qualität der Antwort zu prüfen, d. h. Tonusänderung und Bewegungsmuster. Sie sollte verbinden, was sie fühlt und beobachtet. Während der Behandlung sollte sie ihre Handhabung und die Auswahl der Techniken je nach Reaktion des Patienten anpassen. So führt der Patient den Behandler. Aus zwei Gründen ist es wichtig, den Patienten während der Behandlung mehr normale Aktivität zu ermöglichen:

1. Der Patient muß während der Behandlung interessiert sein und bleiben und soll jeden noch so kleinsten Erfolg genießen.

2. Wenn die Krankengymnastin nicht eine Veränderung zum Besseren in einer Behandlung hervorruft, dann weiß sie nicht, ob ihre Behand-

lung überhaupt einen Wert hatte oder nutzlos war. Die ständige Beurteilung der Reaktionen eines Patienten zeigt, ob ein bestimmter Vorgang weitergeführt, verändert oder abgebrochen werden soll.

Für den Patienten bedeutet die Behandlung, wieder zu lernen sich zu bewegen, Lernen verlangt Wiederholung. Deshalb soll man in einer Behandlung eine Kombination der Bewegungsmuster nehmen, die spezifische funktionelle Aktivitäten verstärken und vorbereiten und nicht völlig unabhängige Bewegungsmuster.

Schlußfolgerung

Die genannten Behandlungsvorschläge für den Hemiplegiker sind als Überblick gedacht. Die Behandlung eines Patienten kann nicht in näheren Einzelheiten beschrieben werden, da man seine eigene Technik entwickeln und sie auch den Reaktionen des Patienten anpassen muß. Der Therapeut muß auf die Reaktion des Patienten, auf eine Stellung oder eine Bewegung hin warten, und der nächste Schritt in der Behandlung hängt davon ab, was der Therapeut dabei fühlt und beobachtet. Durch Hemmen abnormer Reaktionen und, wenn möglich, durch Bahnen der normaleren wird der Patient allmählich normalere motorische Antworten auf die therapeutische Handhabung entwickeln. Mit der Zeit lernt der Patient, dieselben Bewegungsmuster aktiv und ohne Hilfe auszuführen.

Andere Techniken, wie PNF von KABAT (1953), KNOTT u. VOSS (1973), auch BRUNNSTROM (1956, 1957, 1970) und die spezifischen Techniken sensorischer Reizung von ROOD (1956) und GOFF (1969), können sich bei bestimmten Stadien der Behandlung als nützlich erweisen.

Zusammenfassung

Verschiedene klinische Aspekte der Hemiplegie bei Erwachsenen wurden besprochen. Die Wichtigkeit assoziierter sensorischer Störungen und ihr Einfluß auf die Wiederherstellung, sowohl für die spontane Heilung als auch für das Behandlungsergebnis, wurden betont. Eine Annäherung zur Behandlungsweise auf neurophysiologischer Grundlage wurde entwickelt, und die angewandten Techniken wurden beschrieben.

Behandlungsbeispiel –
Krankengeschichte von X. Y.*

Die Untersuchung eines Patienten mit rechtsseitiger Resthemiplegie, der täglich über eine Zeit von vier Monaten im Western Cerebral Palsy Centre behandelt worden ist**, wird hier beschrieben.

Obwohl die hier beschriebenen Techniken den Belangen eines bestimmten Patienten angepaßt wurden, haben sie dennoch Gesichtspunkte allgemeiner Anwendung. Wir hoffen, daß die detaillierten Illustrationen, die sehr klar die bestimmten Techniken der Handhabung und die Griffe bei der Behandlung zeigen, der praktisch tätigen Krankengymnastin helfen. Bei allen Fällen sollten, wie bei dieser Beschreibung, ständig erneute Beurteilungen des motorischen Handikaps in verschiedenen Stadien gemacht und die Behandlung dem Fortschritt des Patienten angepaßt werden.

Anamnese

Der Patient X. Y., 52 Jahre alt, stellte sich am 2. Mai 1963 zum erstenmal vor. Er hatte einen Hirnschlag (zerebrale Thrombose) im Februar 1963. Nach kurzer Zeit im Koma verblieb eine rechtsseitige Hemiparese mit Aphasie. Die Heilung ging langsam in den folgenden sechs Wochen voran, und er erreichte wieder den ziemlich normalen Gebrauch seines rechten Beines. Die Sprache kam teilweise zurück, aber der rechte Arm und die Hand blieben bis auf einige schwache Bewegungen der Schulter gelähmt. Von Anfang an bestand keine sensorische Schädigung an Hand und Arm, besonders keine Störung der Stereognosis.

Status (2. Mai 1963)

Patient mit guter Intelligenz, verspannt und niedergeschlagen. Als er sich zum erstenmal im Zentrum vorstellte, war er sehr besorgt über den Zustand seines Armes und die Unfähigkeit, sich angemessen mitzutei-

---

* Diese Anamnese wurde von BOBATH und COTTON im Journal der ,,American Physical Therapy Association, Vol. 45 No. 9'' im September 1956 veröffentlicht.

** The Western Cerebral Palsy Centre, 5 Netherhall Gardens, London, NW 3 5 RN.

len. Er trug den Arm in einer Schlinge, weil er ständig Schmerzen in der Schulter hatte. Sie sollten von einer Kapselentzündung im Schultergelenk herrühren.

Kopf und Rumpf: Es bestand Spastizität auf der rechten Halsseite des Patienten mit Seitbeugung des Kopfes gegen die betroffene Seite. Sein Gesicht war zur linken Seite gedreht, Nacken und Rumpf waren starr gestreckt, der Rumpf zeigte etwas Seitbeugung nach rechts.

Arm: Der Arm erschien schlaff und hing unbeweglich adduziert und innenrotiert am Körper. Beim Versuch den Arm zu heben, wurde der Schultergürtel gehoben, der Arm dabei in dem typischen totalen Muster von Abduktion und Innenrotation, mit Retraktion in der Schulter, Beugung von Ellbogen und Handgelenk mit Pronation des Unterarms gehalten. Das Handgelenk und die Finger standen etwas in Beugung mit Adduktion des Daumens, während die Mittelhandgelenke extendiert waren. Es bestanden ein beträchtlicher Mangel an Bewegungsausmaß und eine Fixation des Schultergürtels. Auch hatte der Patient erhebliche Schmerzen bei passiver Elevation und Abduktion des Armes, eventuell aufgrund des Druckes des Humerusköpfchens gegen das Akromion, durch die Fixation der Skapula, bei der sich der untere Winkel nicht richtig nach außen und oben drehte. Diese Fixation ist das Ergebnis des spastischen Widerstandes der Muskeln, die die Skapula mit dem Nacken, der Brustwirbelsäule und dem Humerus verbinden.

Bein: Das Bein war nur leicht spastisch und der Patient ging einigermaßen gut, der Rumpf wurde allerdings ziemlich unbeweglich gehalten. Der Patient konnte beim Gehen das rechte Knie nicht beugen. In Ruhe zeigte das Bein, außer bei den Plantarflektoren der Zehen, keine Spastizität. Machte er eine Anstrengung, wie Aufsetzen aus Rückenlage oder beim Drehen in Bauchlage und besonders beim Gehen, trat im ganzen Bein eine mäßige Erhöhung der Spastik ein und verursachte einen zeitweiligen Tonusanstieg als Ergebnis assoziierter Reaktionen.

Erstes Behandlungsstadium

Das Endziel der Behandlung ist es, den Patienten zur Entwicklung und zum Gebrauch latenter Fähigkeiten seiner kranken Seite hinzuführen. Dies wird erreicht, wenn man normale Funktionsmuster verlangt, nachdem man einen normaleren Muskeltonus erreicht hat. Die ersten Schritte sind:

1. Den Beugespasmus von Hals und Rumpf auf der rechten Seite zu verringern.

2. Die Elevation des Armes ohne Schmerzen zu erreichen, indem man den Schultergürtel mobilisiert und der Retraktion, Depression und Fixation der Skapula entgegenarbeitet.

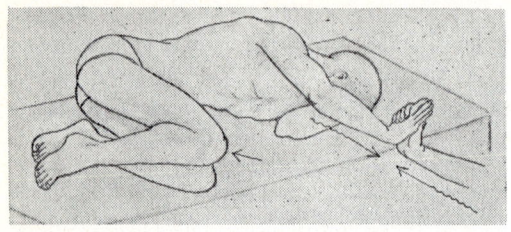

a)

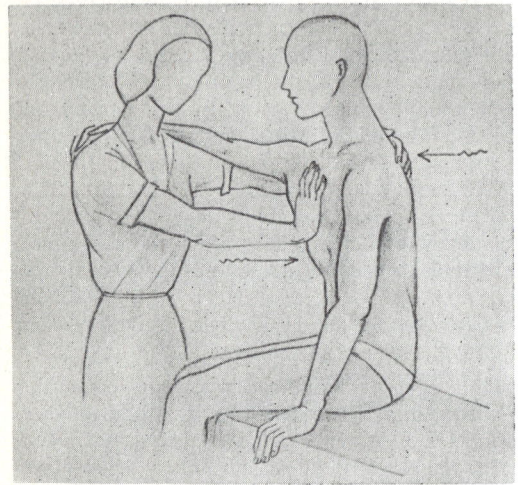

b)

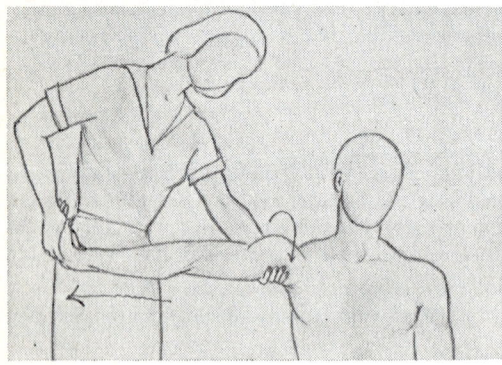

c)

Abb. 94

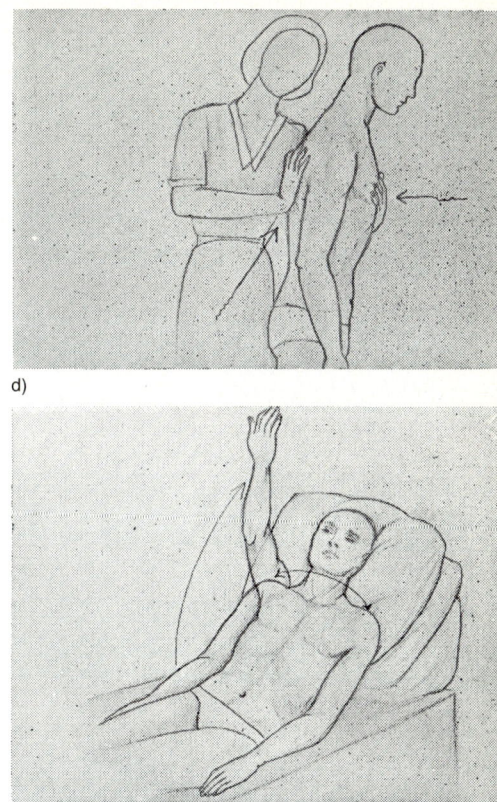

d)

e)

Abb. 94 a–e   Seitlage, Sitz und Stand sind die Ausgangsstellungen der Wahl, um die Hemmung der hyperaktiven Schulterdepressoren und der seitlichen Halsbeuger zu erreichen. Das Bewegungsausmaß wird passiv in Streckung mit supiniertem Unterarm ausgeführt. Stellungen von Patienten und Therapeut zeigen die Kraftrichtung und die Stabilisierung bei verschiedenen Übungen

3. Dem Patient ermöglichen, daß er seinen Arm in der Schulter in vielen verschiedenen Stellungen mit gestrecktem Ellbogen fixieren kann.

Die Behandlung begann mit der Hemmung der hyperaktiven Depressormuskeln der Schulter und der seitlichen Beugemuskeln des Halses. Dies bereitete die Mobilisation des Schultergürtels und die Rotation der Skapula vor. Es wurde in Seitlage und im Sitzen gearbeitet; danach folgte die volle passive Elevation des Armes in Streckung und Supina-

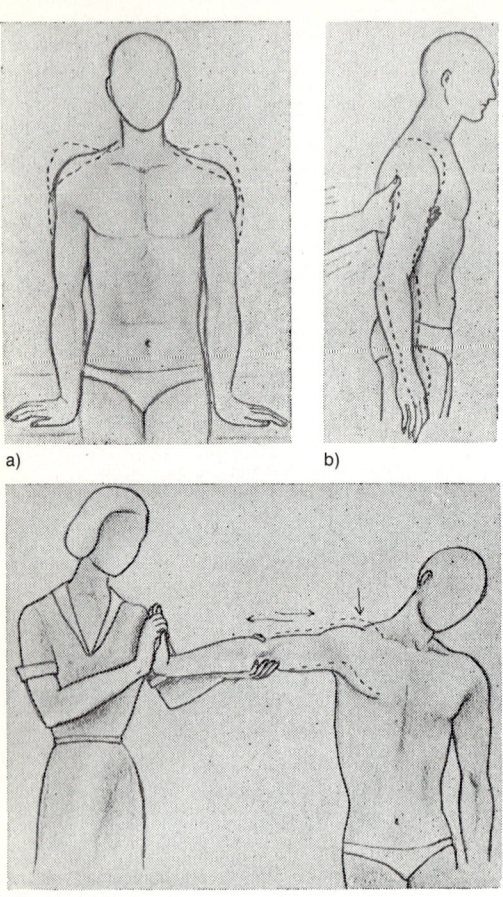

a)

b)

c)

Abb. 95 a–c   Hemmung der überaktiven Schultermuskeln bereitet den Patienten auf unabhängige Schulterbewegungen vor, wie z. B. Schulterzucken. Auch assistive Stellungen werden gezeigt

tion (Abb. 94). Der Schmerz nahm nach und nach ab, und gegen Ende des ersten Monats verschwand er fast ganz. Die Hemmung der Depressormuskeln der Schulter und der Seitbeuger des Rumpfes wurde versucht, um den Patienten auf unabhängige Bewegungen des Schultergürtels, wie Schulterzucken im Sitzen und Stehen, vorzubereiten (Abb. 95).

Um dem Patienten das Halten seines Armes gegen die Schwerkraft zu ermöglichen, wurde die Technik des „Haltens" gebraucht (zunächst mit

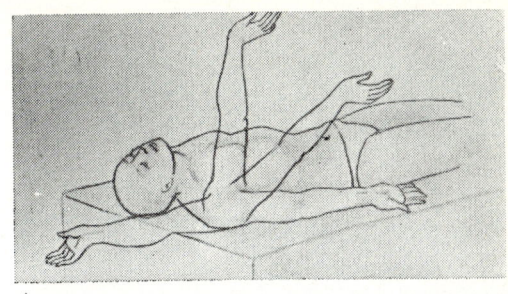

a)

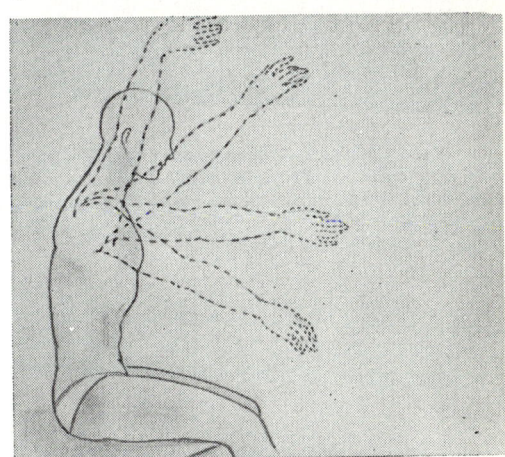

b)

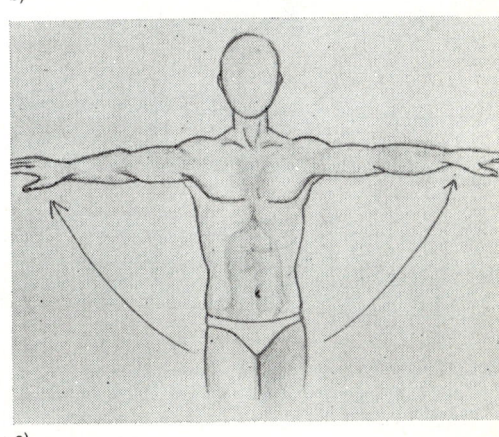

Abb. 96

c)

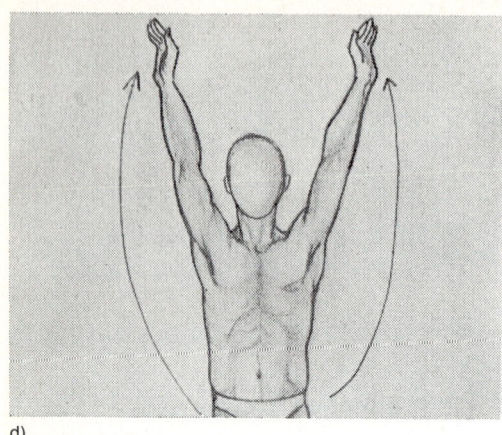

d)

Abb. 96 a–d „Halten" wurde angewandt, um dem Patienten beizubringen, seinen Arm gegen die Schwere zu halten. In den drei gezeigten Stellungen wurde er angewiesen, seinen Arm an verschiedenen Punkten des Bewegungsausmaßes zu stoppen

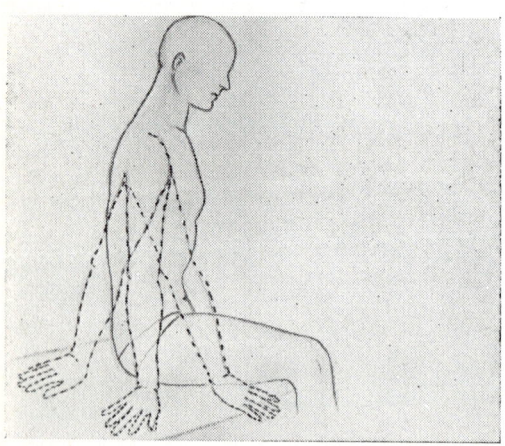

Abb. 97 Den Körper im Sitz mit gestrecktem Ellbogen und der Hand in verschiedenen Stellungen abzustützen, ist eine Voraussetzung für fortgeschrittene Gleichgewichtsübungen

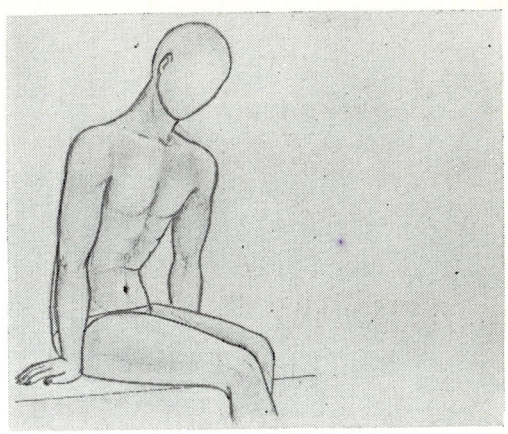

Abb. 98   Hochdrücken im Sitzen bis zur vollen Streckung des Ellbogens ist eine frühe Übung

gestrecktem Ellbogen). Der Patient wurde angehalten, seinen Arm an jeder beliebigen Stelle des Bewegungsausmaßes bis zur vollen Elevation und abwärts zu halten; dies wurde in Rückenlage, im Sitz und im Stand gemacht (Abb. 96).

Zunächst mußte der Patient lernen, seinen Ellbogen gestreckt zu halten, wenn er sich auf seinen Arm abstützte (Abb. 97), sich zu einer sitzenden Stellung aufzurichten, den Ellbogen zu strecken und diese Stellung zu halten, wenn ihn der Therapeut anstieß (Abb. 98 u. 99).

Erneute Beurteilung nach einem Monat

Der Zustand des Patienten wurde nach einem Monat wieder eingeschätzt. In Rückenlage konnte er jetzt seinen gestreckten Arm in verschiedenen Graden der Elevation halten. Bei passiver Elevation des Armes war er schmerzfrei. Im Sitzen konnte er sich auf den gestreckten Arm stützen, und er konnte mit dem Arm stoßen, ohne den Ellbogen zu beugen. Die „Schutzstreckung des Armes" (Ausstrecken des Armes, um sich vor einem Sturz zu sichern) war ziemlich gut entwickelt, jedoch war die Streckung des Handgelenks, um die Handfläche auf die Unterlage zu legen, noch ungenügend.

Zweites Behandlungsstadium

Eine funktionelle Tätigkeit ist nur möglich, wenn der Patient seinen Arm in der Schulter in jeder Stellung halten kann, während er seinen Ellbogen und die Hand unabhängig bewegt. Die Behandlung schloß da-

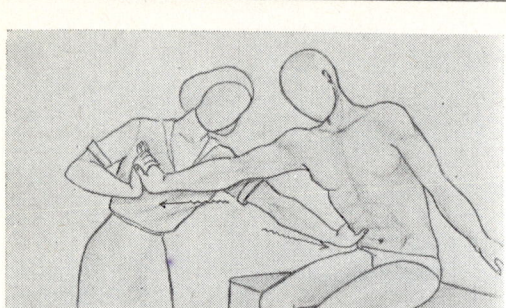

a)

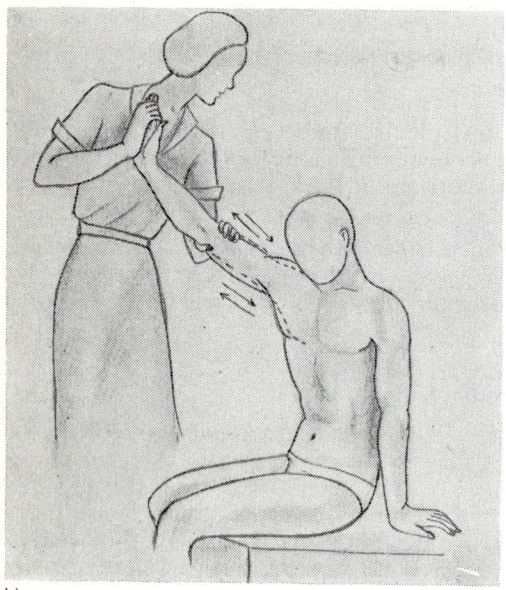

b)

Abb. 99

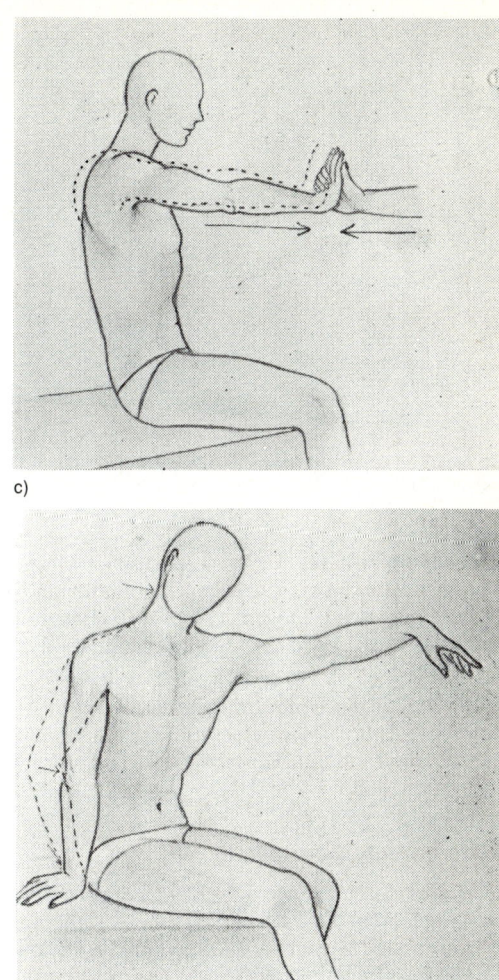

c)

d)

Abb. 99 a–d   Nach und nach lernte der Patient, die Balance im Sitzen zu halten, obwohl ihn die Krankengymnastin aus dem Gleichgewicht zu „schubsen" versuchte

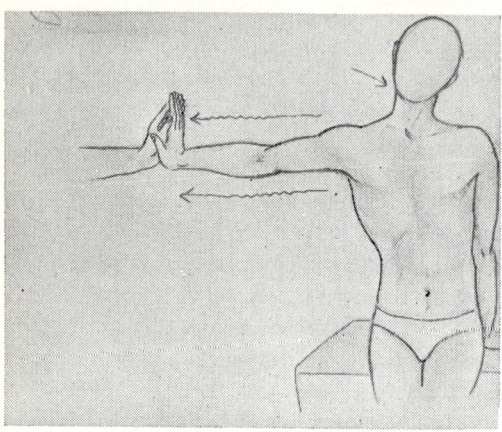

Abb. 100   Abduktion des Armes und Streckung des Ellbogens brechen das typische spastische Muster

her durch ein weiteres Auflösen spastischer Muster mehr selektive Bewegungen des Armes ein, wie die Kombinationen Abduktion des Armes mit Streckung des Ellbogens (Abb. 100), Beugung mit Adduktion des Armes (Abb. 101) und Beugung mit Supination des gehobenen Armes (Abb. 102).

Die Supination des Unterarms wurde zuerst mit Außenrotation des Armes geübt (Abb. 103). Später wurde die Supination in Verbindung mit verschiedenen anderen Mustern, die zu späterer funktioneller Tätigkeit nötig waren, geübt (Abb. 104).

Zweite erneute Beurteilung

Die Wiedereinschätzung nach einem weiteren Behandlungsmonat (Juli 1963) ergab, daß der Patient jetzt eine Anzahl funktioneller Bewegungen in normalen Mustern ausführen konnte. Er konnte die Hände schütteln, was eine Beugung und Streckung des Ellbogens ohne Abduktion in der Schulter verlangt (Abb. 105). Er konnte seine Hand auf den Tisch legen (dies verlangt zuerst die Beugung, dann die Streckung des Ellbogens beim Vornehmen des gestreckten Armes). Ihm mußte jedoch genau gesagt werden, wie er jede Bewegung ausführen sollte, sonst wäre er automatisch in das frühere Muster von Abduktion, Beugung und Pronation zurückgefallen. Eine häufige Wiederholung war nötig, um das neue Muster in seinem Hirn einzuprägen. Die ersten Bewegungen, die er spontan in einem normalen Muster ausführen konnte, waren von spontanen Ausrufen wie: ,,Ist mir egal!'' (Schulterzucken mit Beugung und

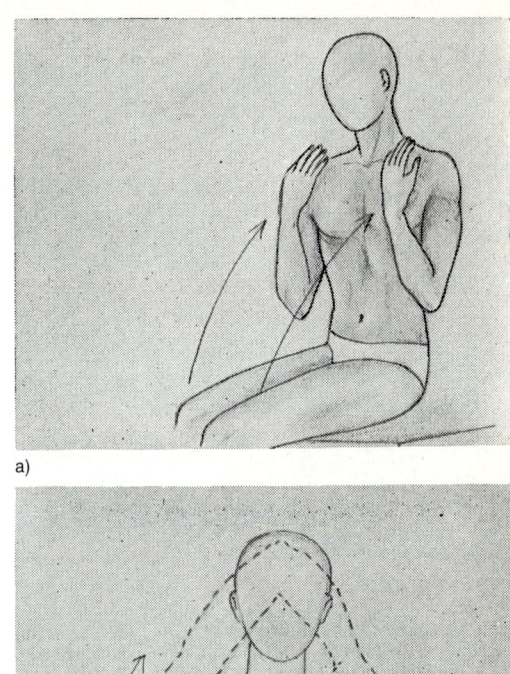

a)

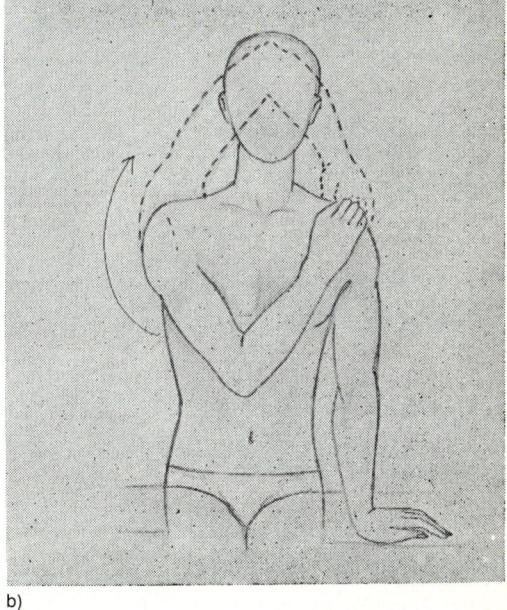

b)

Abb. 101 a u. b   Beuge- und Adduktionsverbindungen lösen die spastischen Muster
weiter auf

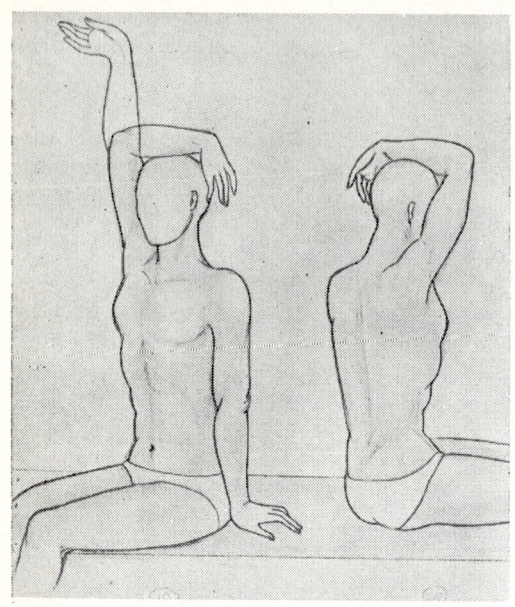

Abb. 102   Selektive Bewegungen des Armes, wie die Kombination von Beugung mit Supination, werden benutzt, um das totale spastische Muster aufzulösen

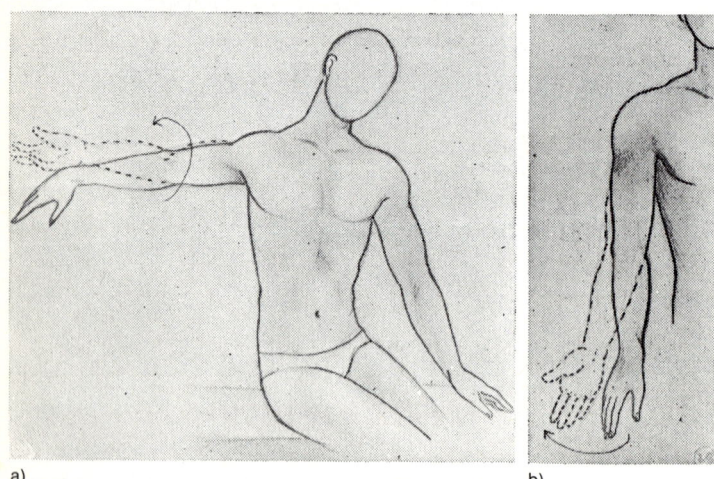

a)   b)

Abb. 103

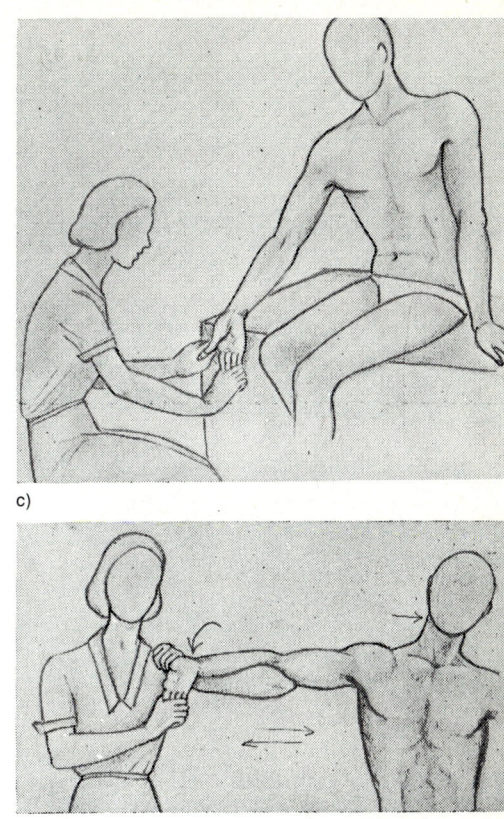

c)

d)

Abb. 103 a–d   Verschiedene Übungen, die die Supination des Unterarmes mit der Außenrotation in der Schulter beinhalten, sind Grundmuster, um künftige funktionelle Tätigkeiten zu erreichen

Supination des Armes), „Oh Gott!" (Hand an die Stirn) und „Was nun?" (Hände falten) begleitet.

Obwohl der Patient seinen Arm seitlich nach oben über den Kopf heben konnte (noch nicht vorn hoch), war es doch noch schwierig, seinen Arm mit gebeugtem Ellbogen und supiniertem Handgelenk zu heben, wenn er seine Hand auf die gegenüberliegende Schulter legen oder wenn er die Hand zum Scheitel heben sollte (Abb. 106).

Er supinierte den Unterarm in allen Stellungen – Rückenlage, Sitz und Stand –, jedoch nur in Verbindung mit einem totalen Muster von Au-

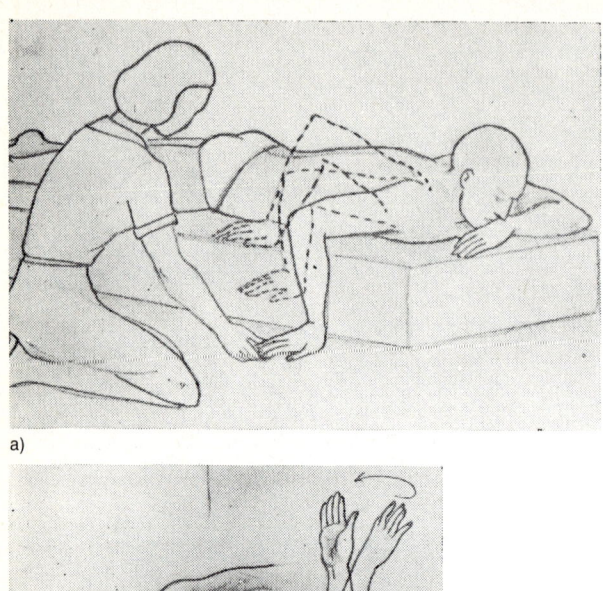

a)

b)

Abb. 104 a u. b   Die Supination des Unterarmes muß auch, wie gezeichnet, mit anderen Schulterbewegungen benutzt werden, um den Patienten für funktionelle Tätigkeit vorzubereiten

ßenrotation im Arm, Retraktion in der Schulter und Seitbeugung des Rumpfes. Er pronierte mit Innenrotation des Unterarmes, Protraktion der Schulter und Heben des Schultergürtels. Trotz der Besserung willkürlicher Funktion während und kurz nach der Behandlung hielt der Patient während des Tages den Arm bewegungslos am Körper. Er schien tatsächlich seinen Arm „zu vergessen".

Drittes Behandlungsstadium

Das Behandlungsziel in diesem Stadium war es, dem Patienten seinen Arm als Teil seines gesamten Körpers bewußt werden und ihn Gebrauchsbewegungen mit dem Arm ausüben zu lassen. Deshalb wurde er angehalten, seinen Arm nicht nur gegen den Rumpf zu bewegen, son-

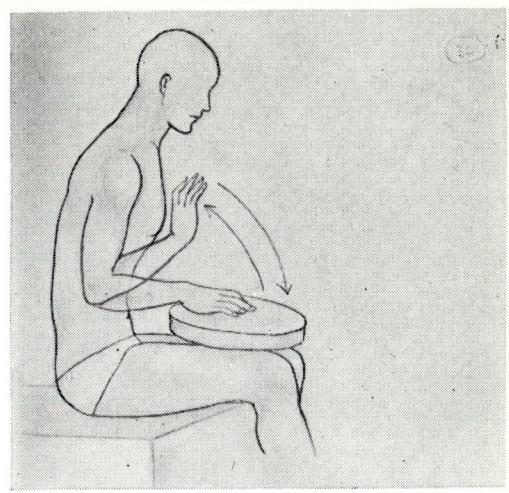

Abb. 105   Der Patient zeigte während einer Prüfung nach zwei Behandlungsmonaten begrenzte funktionelle Bewegungen, die Beugung und Streckung im Ellbogen verlangten. Er konnte Bewegungen ausführen, die keine Abduktion in der Schulter verlangten, wie z. B. Händeschütteln oder Trommeln

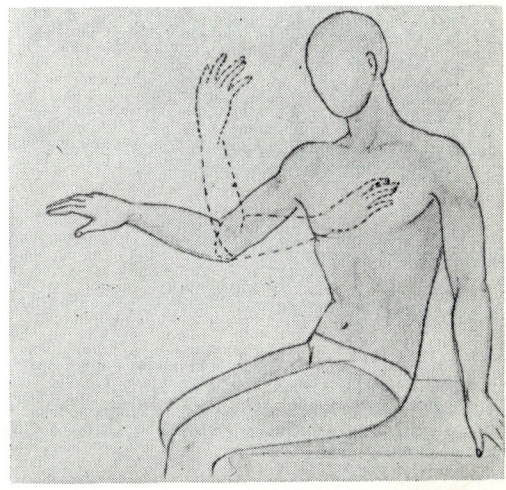

Abb. 106   Die hier gezeigte Bewegung, die Supination des Unterarms, Beugung im Ellbogen und Vornehmen oder Adduktion der Schulter einschloß, war schwer zustande zu bringen

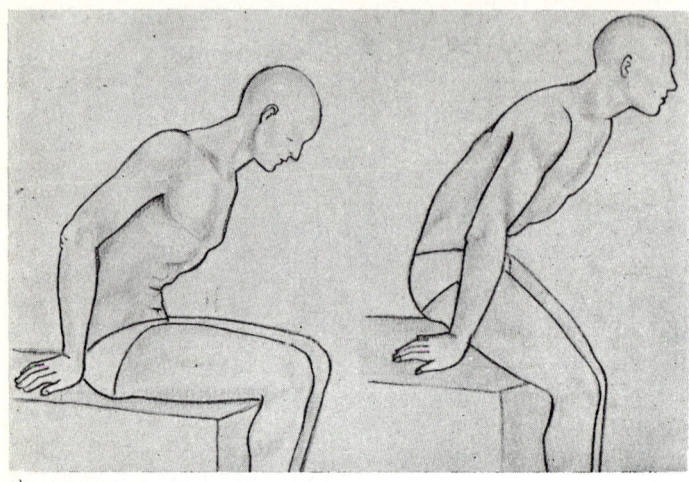

a)

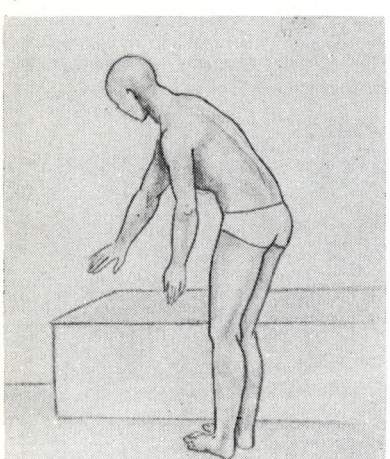

b)

Abb. 107

Abb. 107 a–j   Tätigkeiten, die dem Patienten seinen Arm als Teil seines ganzen Körpers bewußt werden lassen sollten, werden auf dieser und den folgenden Seiten gezeigt: Aufstehen und Hinsetzen von einem Stuhl oder Bett; vom Stand über Knie- zum Vierfüßlerstand gehen; Stehen; Kriechen; Balancieren bei Belastung; Ausfallschritt.

dern ihn als Fixationspunkt für Bewegungen des Rumpfes gegen den Arm zu nehmen. Folgende Tätigkeiten wurden geübt. Aufstehen und Hinsetzen auf einen Stuhl oder auf ein Bett, vom Kniestand zum Vier-

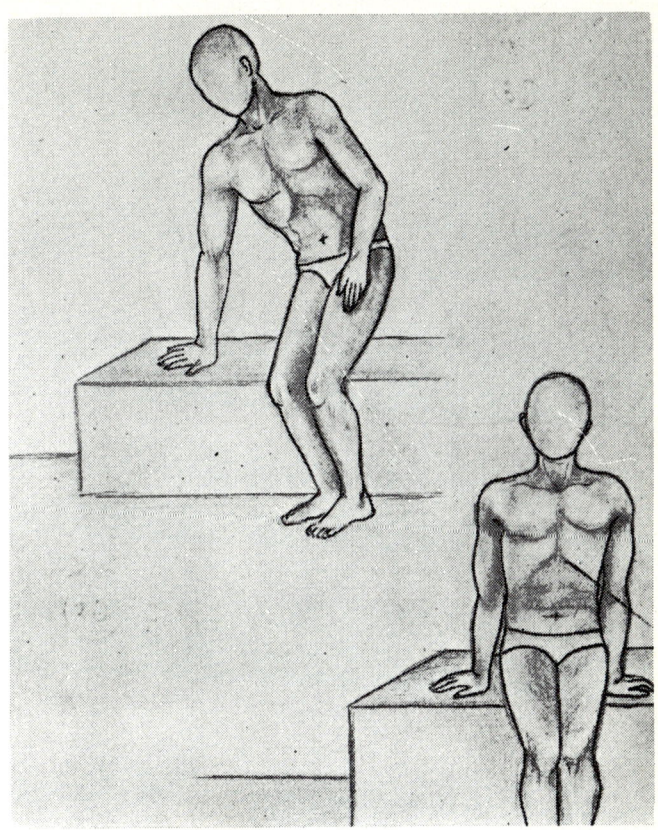

Abb. 107 c

füßlerstand zu gehen, zum Stand, Kriechen, Belasten, Balancieren und zum Ausfallschritt zu kommen (Abb. 107).

Die wiederholte Rotation von Wirbelsäule und Schultergürtel wurde geübt, während der Widerstand seiner spastischen Schultermuskeln, die den freien Armschwung verhinderten, inhibiert wurde (Abb. 108).

Dritte erneute Beurteilung

Bei der Wiedereinstufung des Patienten nach einem weiteren Behandlungsmonat wurde eine weitere Besserung festgestellt. Der Patient hatte besser aktive Arm- und Handbewegungen und hielt tagsüber seinen Arm normaler. Auf die passive Bewegung hin fühlte sich der Arm leich-

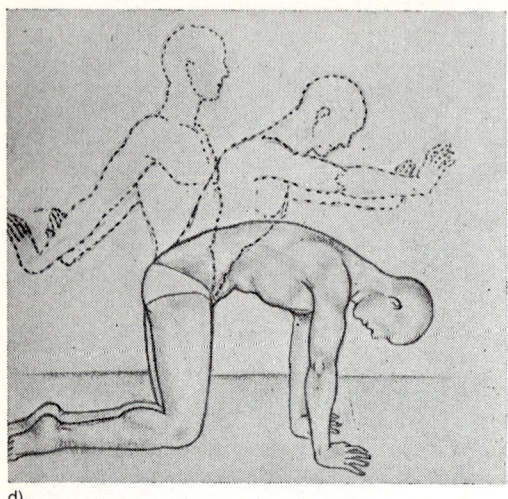

d)

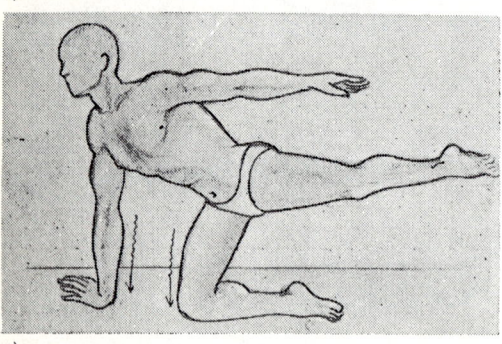

e)

Abb. 107

ter an, und die Schulter war weniger zurückgezogen. Der Patient konnte den Arm heben, um den Kopf oder das Gesicht zu berühren, er mußte dies jedoch ziemlich schnell tun, da er noch nicht jede Phase der Bewegung kontrollieren konnte. In Rückenlage, den Arm an der Seite, Ellbogen um 90 Grad gebeugt, den Unterarm senkrecht, konnte er sein Handgelenk strecken und beugen.

Er beherrschte leichte aktive Bewegungen der Finger, hauptsächlich von Daumen und Kleinfinger. Bis jetzt konnten sie aber nur mit gestrecktem, unterstütztem und in der Schulter gehobenem Arm ausgeführt werden. Alle Bewegungen von Handgelenk und Fingern waren immer noch in Rückenlage leichter als in jeder anderen Stellung.

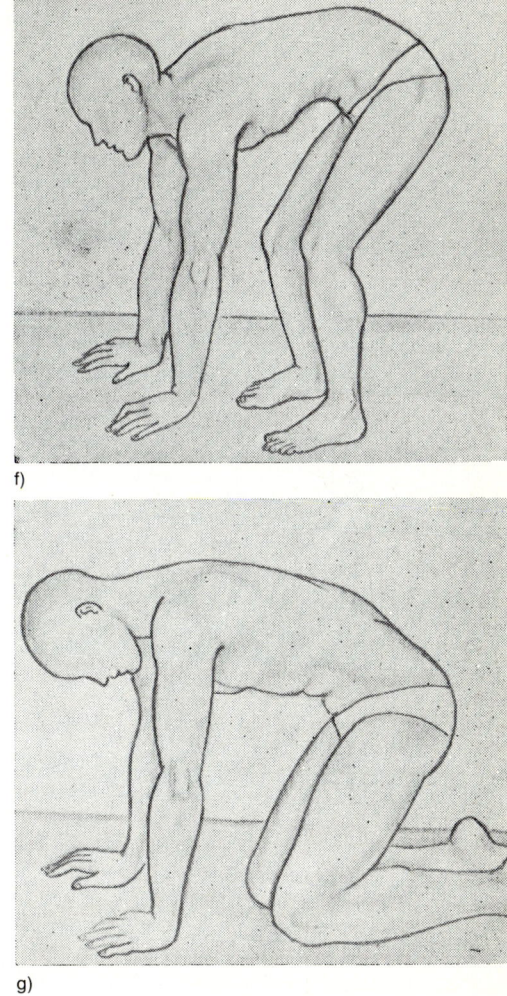

f)

g)

Abb. 107

Viertes Behandlungsstadium

Während die beschriebene Behandlung fortgesetzt wurde, wurde jetzt besonderer Wert auf aktive Bewegungen von Handgelenk und Fingern mit Streckung und Abduktion der Finger und des Daumens gelegt. Das Muster von Pronation, Beugung im Ellbogen und Handgelenk und Adduktion von Fingern und Daumen wurde gehemmt. Diese Hemmung

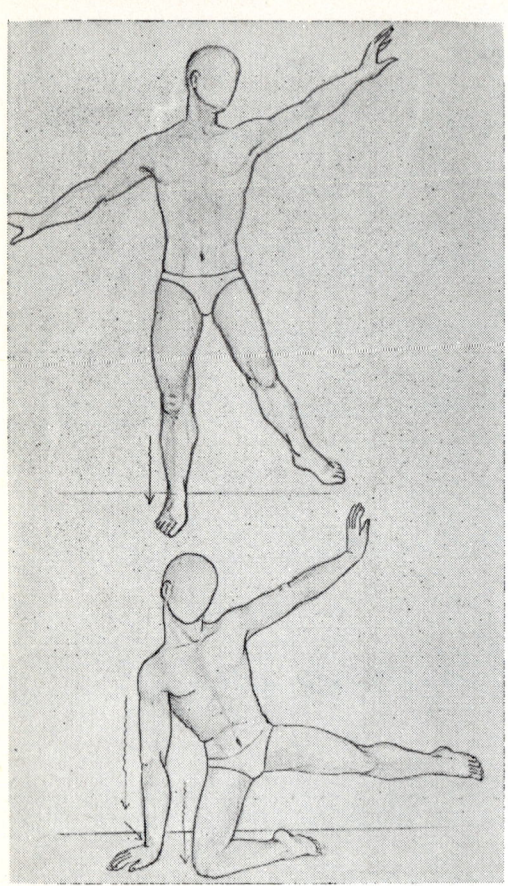

h)

Abb. 107

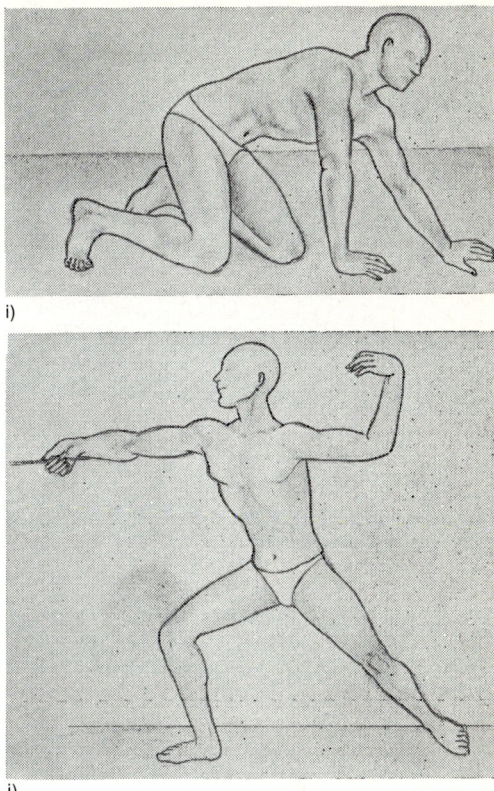

i)

j)

Abb. 107

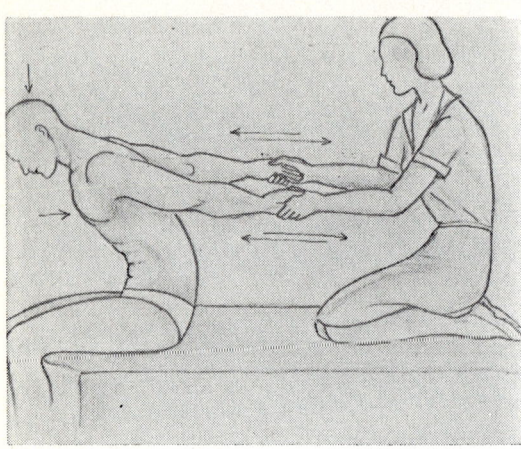

a)

Abb. 108a–f   Rotation der Wirbelsäule und des Schultergürtels mit Hemmung der spastischen Schultermuskeln hilft dem freien Schwingen der Arme

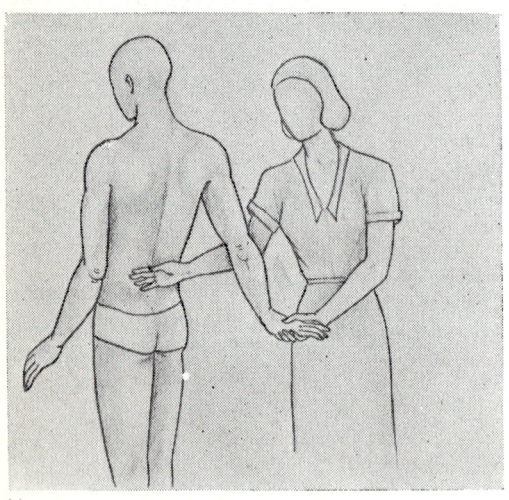

b)

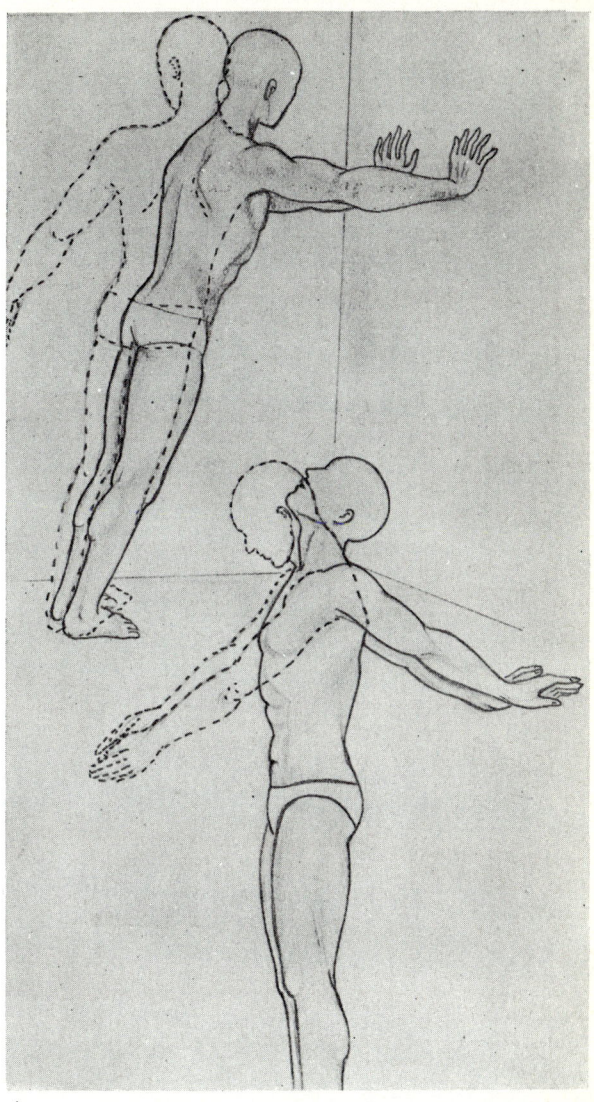

c)

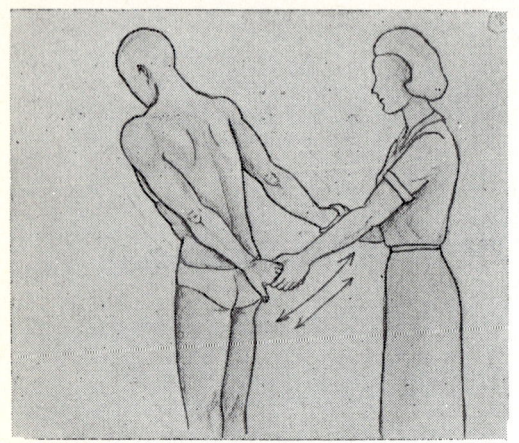

d)

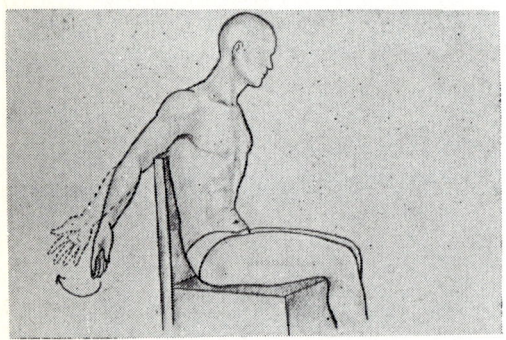

e)

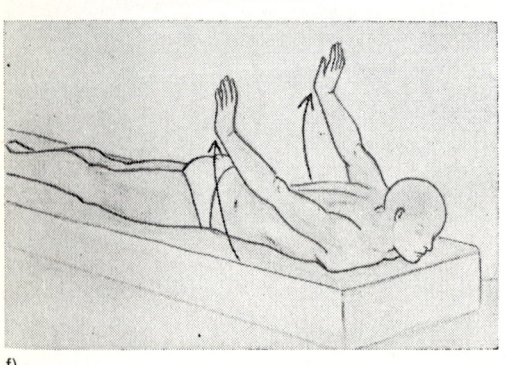

Abb. 108

f)

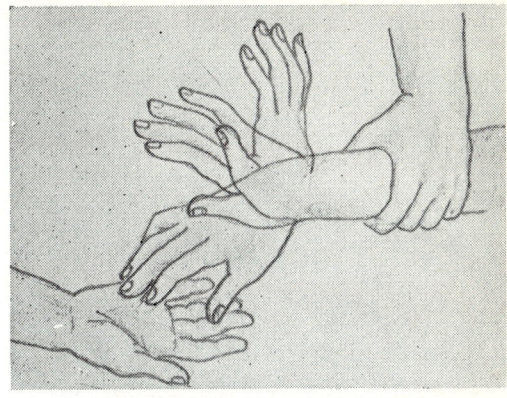

a)

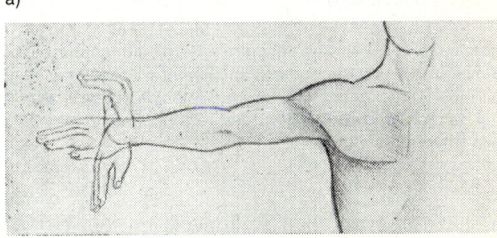

b)

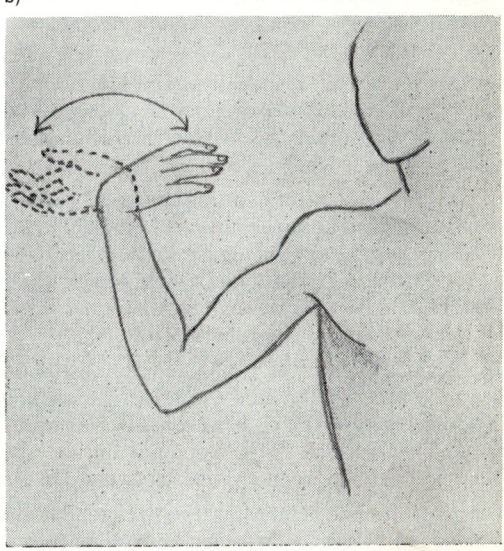

Abb. 109

c)

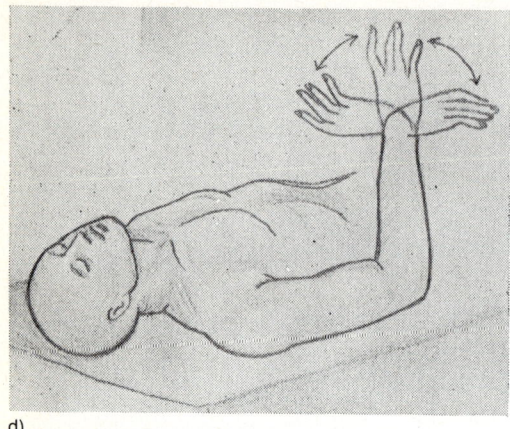

d)

Abb. 109 a–d   Während der vierten Behandlungsphase lag die Betonung auf aktiven Bewegungen von Handgelenk und Fingern. Das Muster der Pronation und Beugung in Ellbogen und Handgelenk und die Adduktion der Finger mußten gehemmt werden. Die Handgelenkstreckung wurde zuerst mit gestrecktem Ellbogen, später mit gebeugtem Ellbogen ausgeführt

wurde vorher in allen Stellungen mit den Griffen in Abb. 103 u. 111 ausgeführt. Die Streckung des Handgelenks wurde zuerst mit gestrecktem Ellbogen, der Arm vom Therapeuten gehalten, später mit gebeugtem Ellbogen geübt (Abb. 109).

Die Streckung von Handgelenk und Fingern mit Beugung der Mittelhandgelenke und Abduktion des Daumens wurde im Fersensitz geübt. Belastung und Druck auf die Hand wurden ausgenützt; dann folgte dieselbe Bewegung aktiv (Abb. 110).

Als die Behandlung im Zentrum abgesetzt wurde, konnte der Patient einen Gegenstand fassen und wieder loslassen. Er konnte seinen gestreckten Zeigefinger bewegen, und er konnte den Daumen abduzieren, beugen und strecken. Der III. und der IV. Finger waren immer noch inaktiv, obwohl sie schwache Bewegungen kurz nach der Behandlung zeigten. Der Patient verließ uns Ende August 1963.

Ein Bericht im Februar 1964 über den Fortschritt des Patienten zeigt, daß seine Spastizität minimal war. Der Patient konnte sein Handgelenk fast in normalem Tempo bewegen, die Finger ab- und adduzieren und seinen Daumen allen Fingern opponieren, aber die anderen Finger blieben nicht gerade, wenn er einen bog, um den Daumen zu berühren.

Die Korrespondenz im März 1964 zeigte, daß der Patient „jeden Tag eine neue Bewegung mit seinen Fingern machte". Er konnte seine Fin-

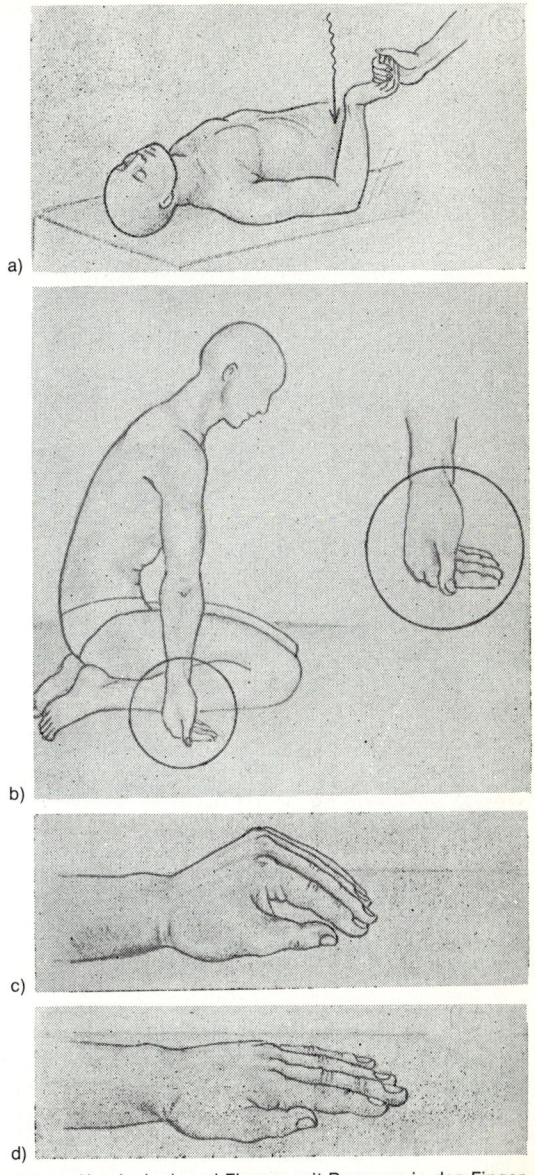

Abb. 110a–d   Streckung von Handgelenk und Fingern mit Beugung in den Finger-
grundgelenken wurde zuerst assistiv, dann aktiv ausgeführt

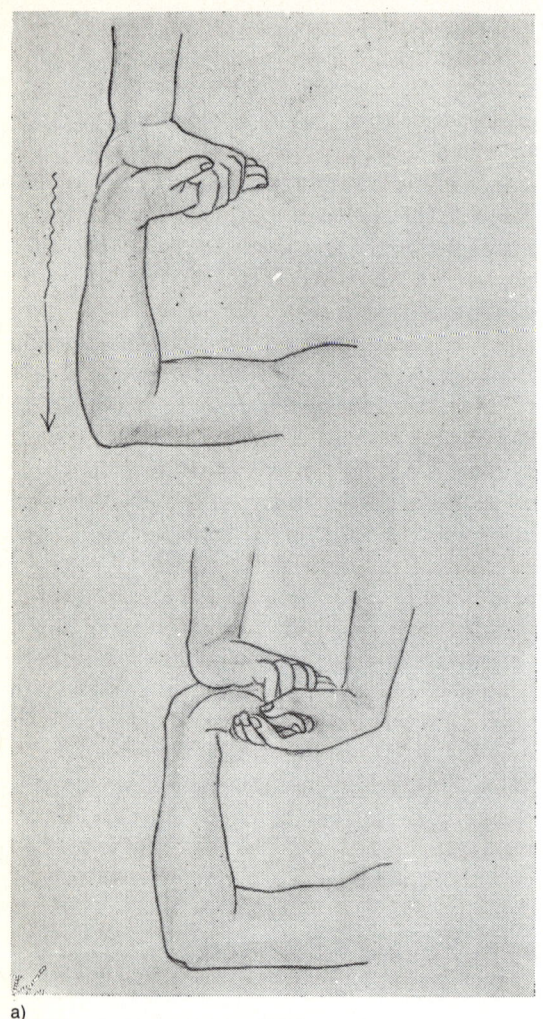

a)

Abb. 111 a u. b Griffe zur Hemmung unerwünschter Aktivität (vgl. Abb. 103 d)

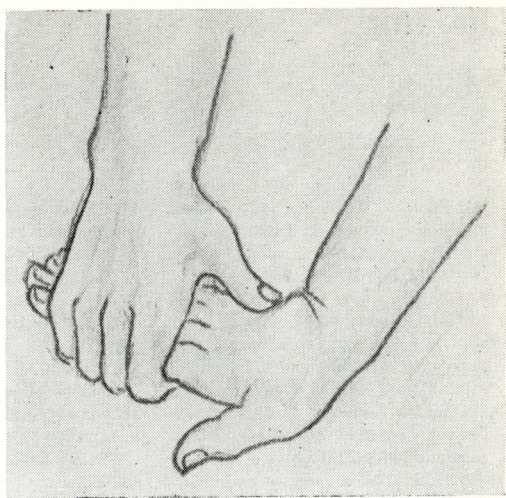

Abb. 111 b

ger einzeln bewegen; er fing an, seine Hand spontan bei alltäglichen Tätigkeiten zu benutzen.

Schlußfolgerung

Der Arm und die Hand des Patienten zeigten kein Zeichen spontaner Wiederherstellung, bis dann drei Monate nach dem Schlaganfall die Behandlung einsetzte. Hatte einmal die Krankengymnastik begonnen, reagierten der Arm und die Hand überraschend gut. Die Ergebnisse auf die intensive Behandlung bei diesem Fall sollten jeden Therapeuten zur Beharrlichkeit ermutigen, besonders bei Patienten mit wenig oder keinem sensorischen Ausfall.

Literatur

BASMAJIAN, J. V.: Muscles Alive, Their Function Revealed by Electromyography. Balliere, Tindall & Cox, London 1962 (S. 103–105, 158, 159)

BEEVOR, C. E.: The Croonian Lectures. Adlard, London 1904

BERNSTEIN, N.: The Co-Ordination and Regulation of Movements. Pergamon Press, Oxford 1967 (S. 111)

BOBATH, B.: Abnormal Postural Reflex Activity Caused by Brain Lesions. Heinemann, London 1965

BOBATH, B.: The treatment of neuromuscular disorders by improving patterns of co-ordination. Physiotherapy 55 (1969) 18–22

BOBATH, B., K. BOBATH: The facilitation of normal postural reactions and movements in the treatment of cerebral palsy. Physiotherapy 50 (1964) 246

BRAIN, Sir R.: Diseases of the Nervous System, 6. Aufl. Oxford University Press, London 1962

BRUNNSTROM, S.: Methods used to elicit, reinforce and co-ordinate muscular response in adult patients with himiplegia. APTA-OVR Institute Papers, 1956a

BRUNNSTROM, S.: Associated reactions of the upper extremity in adult patients with hemiplegia. Phys. Ther. Rev. 35 (1956b) 4

CLEMESSEN, S.: Some studies on muscle tone. Proc. roy. Soc. Med. 44 (1951) 637

COVALT, D. A., L. J. YAMSHON: Physiological aid to the functional training of the hemiplegic arm. Amer. J. occup. Ther. 3 (1949) 6

CRITCHLEY, M.: Discussion on volitional movement. Proc. roy. Soc. Med. 47 (1954) 593–594

DRACHMAN, D. A.: Disorders of tone. Amer. J. phys. Med. 46 (1967) 1

FAY, T.: Rehabilitation of patients with spastic paralysis. J. int. Coll. Surg. 23 (1954) 200

FOG, E., M. FOG: Cerebral Inhibition Examined by Associated Movements. Little Club Clinics in Dev. Med. Nr. 10. National Spastics Society Medical Education and Information Unit in Association with Heinemann, London 1963 (S. 52)

GARDINER, D.: The Principles of Exercise Therapy. Bell, London 1963

GAUTIER-SMITH, P. C.: Clinical management of spastic states. Physiotherapy (1976, Oktober) 326–328

GESELL, A., C. S. AMATRUDA: Developmental Diagnosis, 2. Aufl. Harper & Row, New York 1969

GOFF, B.: The application of recent advances in neurophysiology to Miss M. Rood's concept of neuromuscular facilitation. Physiotherapy (1969, Januar) 409–419

KABAT, H.: Proprioceptive facilitation technics for treatment of paralysis. Phys. Ther. Rev. 33 (1953) 2

KELLY, R. E., P. C. GAUTIER-SMITH: Intrathecal phenol in the treatment of reflex Spasms and spasticity. Lancet 1959/II, 1103–1104

KNOTT, M.: Introduction to and philosophy of neuromuscular facilitation. Physiotherapy 53 (1967) 1–2

KNOTT, M., D. E. VOSS: Proprioceptive Neuromuscular Facilitation. New York 1968

LATIMER, M.: Utilization of tonic Neck and labyrinthine reflexes for the facilitation of work output. Phys. Ther. Rev. 33 (1953) 5

MAGNUS, R.: Körperstellung. Springer, Berlin 1924

MAGNUS, R.: Some results of studies in the physiology of posture. Lancet 1926/II

RADEMAKER, G. G.: Réactions labyrinthiques et équilibre. Masson, Paris 1935

REINHOLD, M.: Some clinical aspects of human cortical function. Brain 74 (1951) 4

REYNOLDS, G. G., S. BRUNNSTROM: Excerpts from Report on the Study of Neurophysiologic Reactions Facilitating Recorvery following Hemiplegia. Institute of Physical Medicine and Rehabilitation, New York University, Bellevue Medical Centre, 1957

ROOD, M. S.: Amer. J. occup. Ther. 10 (1956) 4

SCHALTENBRAND, G.: The development of human motility and motor disturbances. Arch. Neurol. Psychiat. 20 (1928) 720.

SHERRINGTON, C. S.: Reflex inhibition as a factor in the coordination of Movements and postures. Quart. J. exp. Physiol. 6 (1913) 251

TREANOR, W. J., R. C. PSAKI: Patterns of restitution of motor functions. Phys. Ther. Rev. 34 (1954) 610

TRUSH, D.: Mod. Geriat. 6, Nr. 6 (1976) 11

TWITCHEL, T. E.: The restoration of motor function following hemiplegia in man. Brain 74 (1951) 4

TWITCHEL, T. E.: Sensory factors in purposive movement. J. Neurophysiol. 17 (1954) 5

VAN UEXKUELL, J.: Muscle tone studies II. The movements of the brittlestar. Z. Biol. 46 (1905) 1–37

WALSHE, F. M. R.: On certain tonic or postural reflexes in hemiplegia with special reference to the so-called associated movements. Brain 46 (1923) 1

WALTERS, C. E.: Interaction of the body and its segments. Amer. J. phys. Med. 46 (1967) 1

WEISS, St.: Studies in equilibrium reactions. J. nerv. ment. Dis. 88 (1938)

ZADOR, J.: Les réactions d'équilibres chez l'homme. Masson, Paris 1938

Sachverzeichnis

M. Mumenthaler

Neurologie

Ein Lehrbuch für Ärzte und Studenten mit 185 Prüfungsfragen
und Schlüssel zum Gegenstandskatalog
7., überarbeitete und erweiterte Auflage
1982. 620 Seiten, 79 Abbildungen, 45 Tabellen
⟨flexibles Taschenbuch⟩ DM 29,80

P. Godt/J.-P. Malin/A. Wittenborg

Das Schulter-Arm-Syndrom

Diagnose und Therapie von Nacken-Schulter-Arm-Schmerzen
1981. 235 Seiten, 142 Abbildungen, 19 Tabellen
⟨flexibles Taschenbuch⟩ DM 29,80

E.-W. Radü/B. E. Kendall/I. F. Moseley

Computertomographie des Kopfes

Technische Grundlagen – Interpretation – Klinik
1980. 188 Seiten, 247 Abbildungen
⟨flexibles Taschenbuch⟩ DM 24,80

W. Grote

Neurochirurgie

1975. 580 Seiten, 412 Abbildungen, 16 Tabellen
⟨flexibles Taschenbuch⟩ DM 29,80

H. Jatzkewitz

Neurochemie

Eine Einführung
1978. 254 Seiten, 74 Abbildungen
⟨flexibles Taschenbuch⟩ DM 19,80

Preisänderungen vorbehalten

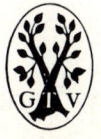

Georg Thieme Verlag Stuttgart · New York

K. Poeck (Hrsg.)

Klinische Neuropsychologie

1982. 275 Seiten, 28 Abbildungen, 10 Tabellen
⟨flexibles Taschenbuch⟩ DM 26,80

W. Bräutigam

Reaktionen, Neurosen, Abnorme Persönlichkeiten

Seelische Krankheiten im Grundriß
4., neubearbeitete Auflage
1978. 231 Seiten, 2 Abbildungen, 10 Tabellen
⟨flexibles Taschenbuch⟩ DM 11,80

J. Glatzel

Endogene Depressionen

Zur Psychopathologie, Klinik und Therapie
zyklothymer Verstimmungen
2., überarbeitete und erweiterte Auflage
1982. 232 Seiten, 2 Tabellen
⟨flexibles Taschenbuch⟩ DM 29,80

H. Knupfer/F. W. Rathke

Diagnostische und therapeutische Praxis bei spastischen Lähmungen

Teamarbeit zwischen Arzt und Krankengymnast
1982. 242 Seiten, 277 Abbildungen
⟨flexibles Taschenbuch⟩ DM 29,80

H. Gillmann

Physikalische Therapie

Grundlagen und Wirkungsweisen
5., überarbeitete und erweiterte Auflage
1981. 328 Seiten, 191 Abbildungen, 10 Tabellen
⟨flexibles Taschenbuch⟩ DM 28,80

Preisänderungen vorbehalten

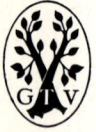

Georg Thieme Verlag Stuttgart · New York